からだの中から健康になる長寿の秘密

—95歳が実践した脳、筋肉、骨が甦る「分子栄養学」健康法—

三石　巌

祥伝社黄金文庫

推薦者まえがき

近頃の新聞で目につく大きな広告は健康法に関するものである。全面広告のものさえある。また健康法の本もいろいろ、というより続々と出されている。日本人は世界一長寿らしいが、それと関係あるかも知れない。

幼い頃私は「栄養不良」ということで小学校三年生までは養護クラスに入れられていた。それでも魚は嫌い、肉は絶対に食べられないという偏食は治らなかった。ただ特に病気の器官はなかったせいか、戦時中の学徒勤労動員でも一回も欠席しなかった。しかし「自分は元来体が弱いのだ」という先入観念があったから、無理なことはしないという方針でやってきた。

しかし五十歳を越えた頃からは、健康に関する本も読んで長生きしようという人並みのことをやり始めた。そうして読んだ健康本の中で傑出しており、その後の私の、また私の家内の健康の基本となったのは三石先生の御本であった。

その頃、私は風邪をひいた時、アリナミン（B_1）を少し多めに飲むと軽快になることを偶然の体験から知った。恩師にもお風邪の時にそれをおすすめしたら「あれはよかった」

と感謝されたことがあった。しかしそれはどうしてそうなるのかは考えなかった。

そんな時に三石先生の御本に出会ったのだ。「活性酸素」という言葉がまだ一般に普及していない頃だった。これをその後知った人と知らなかった人では、その後の寿命に大きな関係があったはずである。おかげさまで私は八十五歳、家内は八十歳で元気である。活性酸素に対する対策というほどのものではなくても、それを忘れないだけでも寿命に関係があると思う。

三石先生の本で特に感銘したのはビタミンCのカスケード仮説である。ビタミンの吸収には人によって大きな差があるというのも新知識であった。ビタミンCやBなどは多めに摂取してよいのだ、と教えられた。ビタミンAで痛風が治るというのも三石先生の本で知った。私は五十歳を過ぎた頃から痛風の気味があり、「納豆を食べないように」と人間ドックの医師に言われていたのだが、ビタミンAだけで今も何ともない。

それに三石先生が強調されたのはタンパク質の摂取の重要さである。これは私の体験とも一致していた。私はドイツに留学中に、肉のうまさを覚えた。そのせいと思われるが、二十五歳で留学し、二十八歳になった時は、身長や腕が急に伸びて、それまでの洋服が合わなくなったし、勉強してもあまり疲れなくなったのである。それまでは私は動物性のタンパク質はほとんど摂らない生活をしていたのだった。

三石先生の御指摘で重要なことの一つは鶏卵についての迷信を一掃されたことだろう。「卵を摂るな」と中年・老人に警告する医師が多かった時代がつい十年前ぐらいまで続いていたのである。三石先生の御主張は時代の通説に反するものが少なくなかったと思うが、いずれも先生の創始された分子栄養学に基づくものであったので、今では通説になっているようである。

健康本をいろいろ見ても、今、八十五歳になった私に参考になるものは「ない」と言ってよい。このことをある著名な医学者に言ったら、「八十歳を超えた人に医者が言えることはあまりないんです。参考にするなら長寿の人の話ぐらいでしょうか」という答が返ってきた。

三石先生は九十歳を越されてからもスキーに行き、オルガンを弾き、研究と著述を続けられた方である。この人の健康、長寿についてのアドバイス、特に学問の基礎であるアドバイスにこそ、長寿を願う人間が耳を傾けるに値するであろう。

平成二十八年正月

上智大学名誉教授　渡部《わたなべ》　昇一《しょういち》

もくじ

第一章　科学的な発想が健康をもたらす

第二章　からだと素直につき合えば病気にならない

第三章　スカベンジャーが活性酸素を撃退する

第四章　脳の使い方が健康を決める

第五章 メガビタミン主義のすすめ

第六章　健康医学者としての私

終章　人間に寿命はないか

本文装丁／中原達治

本書は、一九九七年二月ＰＨＰ研究所より
『体内革命 脳、筋肉、骨が甦る「分子栄養学」健康法』として単行本で発行された作品を、
三石理論研究所所長・半田節子氏の監修のもと加筆・修正し、文庫化したものです。

第一章
科学的な発想が健康をもたらす

分子生物学は二十世紀最大のライフ・サイエンス

一九九五年二月のことだった。米国大使館の稲葉厚《いなばあつし》と名乗る人が、友人をつれて宅に現われた。あらかじめ案内はあったが未知の人たちであって、用件は不明だった。あたりさわりのない話をしているうちに、スッポンの卵では、熱しても白身が固まらないが、それはなぜかという問題が提示された。私は、それはタンパク質ではなくて脂肪なのだろう、と勝手な思いつきを述べた。

来訪の用件は、同伴者のスッポンの卵にあることが、次第に明らかになってきた。だが、話題の焦点は定まらない。そこで私はオルガンの前に座った。

「ラ・クンパルシータ」「パリの屋根の下」「ラ・ノビア」などを立て続けに弾いた。これは話題転換をねらう私の常套《じようとう》手段なのだ。

稲葉さんは言った。「先生みたいな人は何百年に一人だろう」と。

それが、オルガンを弾いたことを指しているのかどうか、私には分からない。しかし、その理由を確かめようとはしなかった。そして、多分、オルガンを弾いたり、原稿を書いたり、講演をしたり、スキーをやったりすることを、漠然《ばくぜん》と指しているのだろうと受け取ることにした。世の中に私のような健康管理をやっている人間が過去にはいなかったのだから、数百年に一人というよりは、これまでにいなかったという方が正しかろう、と私は言ってみたかった。

アメリカに私と同年のライナス＝ポーリング氏（物理化学者。一九〇一～九四）がいた。この人は化学賞と平和賞と、二つのノーベル賞をもらった。晩年はメガビタミン主義の旗手として世界に知られている。彼は日本に来て、何度かビタミンCについての講演をした。稲葉さんはそのとき通訳をした人だという。

してみると、何百年に一人、という発想の中にポーリングさんが含まれている、と思わざるをえない。これは私の耳に深い含蓄《がんちく》のある言葉に聞こえた。

私の健康管理は分子生物学に基づいている。この二十世紀最大の科学の成果といわれる遺伝子の学問が発表されたのは、一九五三年のことだ。私はそれによって健康管理をしようと志《こころざ》したのだが、そんな研究は科学者のやることではない。なぜなら、ノーベル賞どころかマスコミに取り上げられることもありえないからだ。しかし私は、生活者の視点からまったく新しい健康管理を目指したのである。

脳の情報処理能力がピークに達するのは六十歳台

やはり一九九五年の二月、私は友人三名と菅平《すがだいら》へスキーに行った。スキーは戦前に少しやったことがあるけれど、六十五歳の年に新しい気分でまたやりだした。それから今日まで、毎シーズン三回はゲレンデに出かける。

スキーの定宿ダボスタカシマヤに陣取って三日目、夕食をとるために乗ったエレベーターの中で、一人の中年紳士に声をかけられた。齢《よわい》を尋ねられたのだ。友人が九十四歳と答えると、紳士はびっくりして、あとで私のからだに触らせてくれ、と言った。

大食堂へおりてみると、紳士は大学生らしい若者の間に席をとった。それは国士舘大学の席で、賑《にぎ》わっていた。

食事がすむと、彼はもう一人の中年紳士をつれて私たちの部屋に現われた。この紳士は東洋大学の先生だった。

マッサージをするというので、私は布団の上で横になった。第一の紳士は慣れた手つきでマッサージを始めた。時々、痛いかと聞かれた。しかし、どこも痛い所はないので、そう答えた。

マッサージは三十分ほどで終えた。そのとき作業を終わった第一の紳士が言った。「あなたの筋肉は五十代後半の筋肉だ」と。また、見学していた第二の紳士は言った。「均整のとれた筋肉だ」と。

私はこれまで、自分の筋肉が何歳の筋肉か、などということを考えた覚えはない。だが、ここで、国士舘大学の保健体育の教授から、五十代後半という折り紙をいただいたわけだ。

そこで私は喜んだかというと、そんなことはない。「そうか」と思っただけのことである。だが、事実を知るのは価値あることだ。

脳生理学者に言わせると、脳に収められた情報量が最大になるのは五十歳台、情報処理能力が最大になるのは六十歳台だ。七十歳台、八十歳台、九十歳台にはどうだこうだと言われていることを私は知らない。どうせ落ち目に決まっているから、つべこべ言う必要はないわけだ。

私の著書の出版点数は、共著のものを含めると三百を超えている。読者対象として想定されたものが、六十歳までと六十歳以後とではまったく違う。以前のものの大部分は子供向けだ。そして、以後のものは童話を除けばすべて大人向けだ。自分で言うのもおかしいが、このことは、情報処理能力が最高になるのは六十歳台、という脳生理学者の意見を裏付けるものだろう。

欲目《よくめ》だと言われるだろうが、その情報処理能力は今日まで顕著な下降なしに続いている、と自分では思っている。

私はいくつかの仮説を提起している。それは、史的自己運動論、情報価値構造論、価値倫理説、知能の定義、DNA記憶説、酵素《こうそ》とビタミンの確率的親和力、ビタミンのカスケードモデル、ビタミンの分類法などだが、どれもが六十歳以後のものなのだ。

私は九十四歳になっていながら、六十歳台の延長上にいるのだ。

❖「タイム イズ ライフ」——時間は生命なり

十八世紀の大哲学者カント（一七二四～一八〇四）は、ニュートン力学を学問の手本として挙げた。ニュートン力学では、速度や加速度を取り上げる。これらの量は時間と密に関わっている。そこでニュートンは、「時間は一様に流れる」と仮定することを表明したのである。

われわれは、そしてわれわれの祖先は、何の理屈もなしに、時間は一様に流れるものと決めこんでいる。ニュートンは、これを仮説としてわざわざ提起したのだ。

この仮説に条件をつけたのは、アインシュタイン（ドイツ生まれ、アメリカの物理学者。一八七九〜一九五五）である。彼の相対性理論は、時間の流れの速さは観測者によって違うことを示した。観測者の運動の速度が光速と比べてごく小さいときにだけ、ニュートンの仮定は成立すると分かったのである。

われわれの日常生活の中で、光速に匹敵するほど大きな速度で動くものを見ることはない。したがって、時間は一様に流れるとして、何ら問題は起こらずにすむ。

オギャアと産声《うぶごえ》を上げた時点から人の一生は始まる。これが一生の原点であり、タイムの起点である。われわれは、タイムの起点から死に至る終点までを、一定の速さで動くと考えることができる。

そこで、鉄道のレールのように無限に続く溝《みぞ》を仮想しよう。その溝には時間の目盛りがついている。その溝のある一点から一点までをわれわれの一生とすることができるだろう。

われわれは価値ある時間を持つことができるし、価値なき時間を持つこともできる。ある時間が価値を持つとき、その価値の大きさに応じて、多く、あるいは少なく溝の中に砂をまくとしよう。また、ある時間がマイナスの価値を持つとき、そのマイナスの大きさに応じて、大きく、あるいは小さく、溝の底にくぼみをつけるとしよう。

このような操作によって、この無限に続く溝の、起点と終点との間、つまりある人間の一生に相当する長さの中に、無数の山と谷とができる。山には高いのも低いのもあり、谷には深いのも浅いのもある。

つぎに、その人の一生が終えてからでも、あるいはある年数なり日数なりを区切ってからでも、砂の山をならしてみよう。

そうしたとき、砂の全部が溝のくぼみに落ちこんでしまって、溝の底の面が露出する場合と、底の面が砂に隠れて、全長が砂におおわれる場合とが想定できる。

これは何を意味するだろうか。われわれは、どちらをよしとするのだろうか。

ここで問題になるのは、高い価値の時間を何にするか、ということだ。競馬で大穴を当てたときなのか、ゴルフやマージャンや将棋で勝ったときなのか、ボランティア活動で他人に喜んでもらったときなのか、道路を掃除したときなのか、俳句ができたときなのか、真理を発見したときなのか、選挙に当選したときなのか、具体例を挙げたらきりがない。

とにかく、ここには大問題がある。というのは、ここに挙げた事象が、すべての人にとって等しく価値があるとはいえないということだ。

ここまでくると、何に価値をおくかという問題がクローズアップされる。さきほど触れた私の価値倫理説が、ここに顔を出すことになる。

価値観という言葉を私は使わない。なぜなら、それが曖昧《あいまい》だからである。私はそのかわりに価値体系という言葉を使う。これに価値の高さの序列の意味を与えることにするのだ。

ある人がカネに最高の価値をみているとする。その人の価値体系ではカネが一位にくるわけだが、二位は何か。名誉がくることもあり、権力がくることもあるだろう。その序列を価値体系とする。

このように考えると、価値体系上の一位は何か、二位は何か、三位は何か、という問題が生じてくる。そこに議論が湧《わ》くことだろう。私は、この問題のことを「倫理」と言いたい。勿体《もったい》をつけて倫理学と言ってもいい。これを指して、私は価値倫理説と言っているのだ。

倫理については、昔から価値倫理説と義務倫理説の二つがあって、どちらにも軍配が上がりかねている。私はそこに一石を投じたつもりでいるのだ。

現代のあるべき倫理では、一位に歴史参加、二位に真理、三位に生命をおくべきではないか、というのが私の心境だ。それは、二十一世紀の危うさを憂《うれ》えることからきている。人類は、いや地球は危急存亡の瀬戸際に立っている。絶望の悲鳴が聞こえてくる。そのことがあって、歴史参加に最高の価値を思わざるをえないのだ。

そこで時間の価値を考え、プラスの時間とマイナスの時間とを想定し、そのトータルを前述した溝のモデルで捉《とら》えようとした。

私は「タイム イズ マネー」という英語が嫌いだ。そこで、「タイム イズ ライフ」と、これを言い替えている。私が関与するある会社のカレンダーには、「時間は生命そのものである」という日本語にして、この言葉が記されている。

「タイム イズ ライフ」とすると、プラスの価値の時間は、プラスの価値の生命ということになる。これは、有効時間であり有効生命である。

私の溝モデルは、有効時間もしくは有効生命の量的表現の手段となる。もしこれが幸いにしてプラスになるようであれば、時間は長いほどいい。そういう場合にかぎって、長寿は祝福される。地下鉄サリン事件を起こしたオウム真理教の麻原彰晃《あさはらしょうこう》のような人物の生命は、負の価値を持っている。だから、短い方がいいのである。彼の価値体系の一位は我《が》欲《よく》だろう。これは倫理的に最も下劣なものというべきである。

有効生命、有効時間に対して有効寿命をあてるのもおもしろい。

わが国の当面の問題の一つに医療費の膨張がある。年間三十兆円（一九九六年当時）を突破する勢いだ。私は、その対策の一つに医療の近代化があると思う。そして、そこに健康自主管理法の確立が必要だと考える。私の歴史参加はそれをねらってのものだ。歴史参加を目指して、それに邁進《まいしん》する者にとってでなければ、有効寿命の延長に価値はない。

医療の近代化にまつわるエピソードを思い出したので、それを紹介する。

沖縄の一離島の診療所に、友人の本永英治《もとながえいじ》さんが赴任した。彼は私の分子栄養学を医療に取り入れた。すると従来の診療よりも効果が上がって、わざわざ他の離島からくる患者も現われるようになった。

赴任後は薬の使用が減って、売上げが前任者の時代の十分の一になってしまった。そのために、本永さんは監督官庁から大目玉を食らったそうだ。

❖幸福な時間を持つ人、持たない人

幸福論というものが哲学者によって展開される例は多い。『幸福論』という名の書物はアラン（フランスの哲学者、批評家。一八六八〜一九五一）やヒルティ（スイスの法学者、哲学者。一八三三〜一九〇九）によって書かれている。

私の心を強く打つのはアリストテレスの幸福論だ。この哲学者はおよそ二千四百年前の人だから、その論旨は素朴であり明快である。

彼は、幸福に生きる形は三つあるとした。第一は「楽しく満足して生きる形」、第二は「責任ある市民として生きる形」、第三は「哲学者、科学者として生きる形」である。

満足という状態は現実の肯定からくるだろう。現実をそのまま肯定すれば、愚痴《ぐち》は出ない。愚痴の出ない状態は満足の名に値《あたい》するだろう。

ここで現実の肯定といっているものは、あくまで個人的なことである。例えば、ボケた親の介護はつらいものだ。しかし、それを自分で負わなければならないと覚悟したら、その現実を肯定することだ。そこに満足があり幸福がある、とアリストテレスは言うだろう。

私は現在の日本の社会体制に満足してはいない。その現実を肯定してはいない。これが個人的幸福に無関係とは思わないが、それは別の問題としなければなるまい。

古代ギリシアの時代、国家は都市そのものであった。その小ぢんまりした国家の構成員である市民には、運命共同体の一員としての強い連帯感があったことだろう。責任ある市民という概念はここから生まれる。

責任ある市民は、地球を汚染しないことを心掛けるだろう。責任ある市民は、社会体制に責任を感じているだろう。だから、選挙で棄権するような無責任なことはやらないだろう。

マスコミを賑わす、嫌悪すべき話題はまことに多い。住専問題も薬害エイズもその例だ(当時)。これを取り巻く連中は、すべて責任なき市民だ。彼らにおいて幸福に生きる形などは、かけらもあるまい。

アリストテレスは、楽しく満足して生きる形、責任ある市民として生きる形の、どちらかがあれば幸福だ、と言っているのではない。この二つの両立を求めている。そしてまた、先に述べた三者の三位一体を求めているのだ。

ところが、第三の命題が問題である。哲学者、科学者として生きる形、がそれだ。哲学者とは語源的にみれば「思索を愛する人」の意である。科学者とは、素朴に考えれば「真理を愛する人」をいう。

ふつうの場合、哲学者とは哲学で飯を食う人、科学者とは科学で飯を食う人のことだが、アリストテレスはそう思ってはいない。思索を愛する人、真理を愛する人の意味に受け取るべきである。

それにしても第三の命題は難物に違いない。免除を願う人が少なくないだろう。そこでちょっと考えてもらいたいことがある。それは読書という営為のあることだ。

つまり、哲学は哲学者が語ってくれる。また科学は科学者が語ってくれる。われわれは読書を通じて、それを受け取ることができる。これは安易な、ありがたいことではないか。こんなことが分からないようでは、幸福に生きるというそのことが分からずじまいで一生を過ごすことになる。

ここでは、プラスの価値ある時間、有効時間を説いてきた。これを幸福に生きる時間と言い換えて、不自然に感じる人はいないだろう。プラスの価値ある時間を持つということは、幸福な時間を持つことと同義としていいのではあるまいか。

後日のために記しておくが、私の価値倫理説は今年（一九九六年）完成されたものである。まだ、できたてほやほやというところだ。

ストレスの原因を知れば、何もこわくない

ストレスという学術用語は、もともと物理学のものだ。ゴム紐《ひも》は引っ張れば伸びる。そしてそこには、伸びを元に戻そうとする力が働く。ストレスとはその力のことだ。これを日本語では応力《おうりょく》という。応力のように、物体の内部に生じる力を内力《ないりょく》という。

近代医学の祖とされるクロード＝ベルナール（フランスの生理学者。一八一三〜七八）は、その著書『実験医学序説』（岩波文庫）の中で、病気とその原因との間には一対一の対応関係がある、と書いている。一つの病気には一つの原因がある、という意味だ。彼の時

代、十九世紀にはこれは卓見であったろう。

ベルナールの思想を破ったのは、カナダのハンス＝セリエ（内分泌学者。一九〇七〜八二）だ。彼はストレス学説を提唱して、一つの原因が多くの病気を引き起こす、という新しい見解を示した。

物体の内部に応力という名の内力が生じるのは、その物体に外から外力が働いた結果である。その外力を物理学では歪力《わいりょく》というが、セリエはこれをストレッサーと命名した。ストレッサーが働くとストレスが発生する、というのがストレス学説の考え方である。

われわれのからだに外から加えられるストレッサーは多種多様であって、一つではない。餓《う》えや渇き、高温や低温、心労や筋肉疲労、医薬・農薬・食品添加物などの異常化学物質、活性酸素、放射線照射等々がその例である。そしてそれらはストレッサーとして総括されるのだ。

この多様なストレッサーは、その種類を問わず、体内に同一の現象を誘導する。つまり、副腎皮質《ふくじんひしつ》の活動である。そしてそれがストレスの正体ということになる。

副腎皮質は抗ストレスホルモンとして、コルチゾン、コルチゾール、ヒドロキシコルチゾールなどの分泌を開始する。そして、ストレッサーのつくり出すさまざまな障害を食いとめようとする。そのために副腎皮質は肥大して、ホルモンの増産を始める。

これらのホルモンは、分類上ステロイドホルモンに属する。医薬としてステロイド剤というものがあるけれど、これが治療効果を現わす病気は二〇〇種を超えるといわれる。ステロイド剤の投与が要求されるということは、ステロイドホルモンの自家生産が不足していることを意味する。したがって、ストレスによる病気の種類は二〇〇以上ある、という話になる。これをストレス病といっておこう。

ここまでくると、ベルナールの、病因と病気との一対一対応説は根底からくずれ去ったことに気付かされる。

数あるストレス病のうち、私という特定の人間にどの病気が出るかということは、私の体質によって決まってくる。現在の遺伝子ＤＮＡの研究は、すべての病気が遺伝子に関係する、という一つの結論を生んだ。私の場合には、目がショボショボしてくる。私の目は遺伝的に弱点を持っているからだ。

そのとき私はステロイドの点眼薬を使う。一般にステロイド剤には副作用がつきものである。だから私は慎重に目薬を使っている。当たり前のことだ。

ところで、現代社会の人間はストレッサーの海にいる。サラリーマンに例をとれば、まず一時間も二時間も満員電車に乗らなければ、職場に出勤できないという話はめずらしくない。職場に着けば着いたで、ぎくしゃくした人間関係の中に身をおくことになる。くたびれはてたからだで、また満員電車に乗りこんで家に帰る。

この現実が肯定できるかできないかは、アリストテレスの幸福論からすれば大問題だ。上司の覚えがめでたいとか、業績が上がるとかの条件が加味されたとき、初めて現実が肯定できる、という場合もあるだろう。

ストレスが重なれば、抗ストレスホルモンの生成と分解とがレベルアップされる。生成量が不足になれば、ステロイド剤が適用されるような病気におそわれる。

それに、ステロイドホルモンが生成されるときも分解されるときも、酸化力の異常に強くなった活性酸素が発生する。それの傷害作用による病気が、体質の弱点をねらうことになる。

そこで、ストレッサーに強くなりたい、という願望が頭をもち上げるのが普通だろう。そういうことは不可能ではない。

例えば、冷水摩擦《まさつ》とか冷水浴とかいうものがある。この場合、初めから冷水を使うのではなく、いくぶん加減した温度の冷水を使う。そんな配慮をする必要がある。これは、寒冷刺激のレベルを十分に下げて、初めから強いストレスが起きないように加減せよということだ。

ストレッサーは副腎皮質に負荷を与える。その負荷を少しずつ大きくすることによって、副腎皮質の抗ストレス能力を高めることができる、という考え方がここにある。

ストレッサーに強いからだをつくる方法としては、いろいろなスポーツもある。ジョギングはその例だ。このときも、小さな負荷から始めるのが重要ということになるだろう。

ストレス学説の論理を考えれば、ストレッサーに強くなったからだは、どんなストレッサーに対しても強いはずである。だから、冷水浴でもジョギングでも、ねらいは一つということだ。

ストレッサーの海にいる現代人は、ある程度ストレッサーに強いからだを持たなければ、時間にプラスの価値を与えることができなくなる恐れがある。幸福に生きる形を持つのが不可能ということだ。

ストレッサーが強ければ強いほど、そこに生きる人間の生命に高い価値を与えることがむずかしくなる。

物事を気にするとは、その物事を精神的ストレッサーに仕立てることだ。その意味で、物事を気にしない人間は得である。物事を気にする傾向のある人は、それを改めるように心掛けたいものだ。

狂牛病がヨーロッパで問題になると、牛の肉や乳などを原料にした食品を即座にやめた人がいる。私はこんなことにはまったく振りまわされない。私は、瑣末《さまつ》なことを気にしない。それが気にならないのだ。

なぜそうなのかという問いがあったら、それは科学の勉強のおかげだ、と言っていいと思っている。科学は真理を愛する、とは先に記した言葉だ。

魚のおこげの発ガン作用を気にしたり、水道水のトリハロメタンの発ガン作用におびえたりする人がいる。科学を知る者からすれば、これらはまったくのナンセンスだ。そういう人間にとって、ストレッサーは制限される。それだけストレッサーに強い人間がいる、という現実を知ることも必要だ。

❖病気を撃退する「ヒトフード」の驚くべき効果

私の「食道」は、自慢じゃないが近代的だ。なぜかといえば、二十世紀の生物学・生命科学に立脚しているからである。

ただ断っておくが、この場合の食道の「道《どう》」は通路を意味しない。「茶道」「剣道」などと同じ用法の抽象概念である。「要諦《ようてい》」といったものであろうか。

世の中には玄米正食と銘を打つ、れっきとした食道もあり、動物性食品より植物性食品を上位におくとする前近代的食道もあり、白米・白砂糖のような白いものはいけないとする迷信的食道もある。

私の食道が二十一世紀に向けて（当時）の唯一のものだということは、分子生物学を知る人なら誰にでも理解されるはずだ。

食には食の伝統がある、などという発想はやめた方がいい。それは現代の食道を踏みはずしている。

そうはいっても、私が伝統的な食事を排除しているわけではない。ルイ十四世のフラン

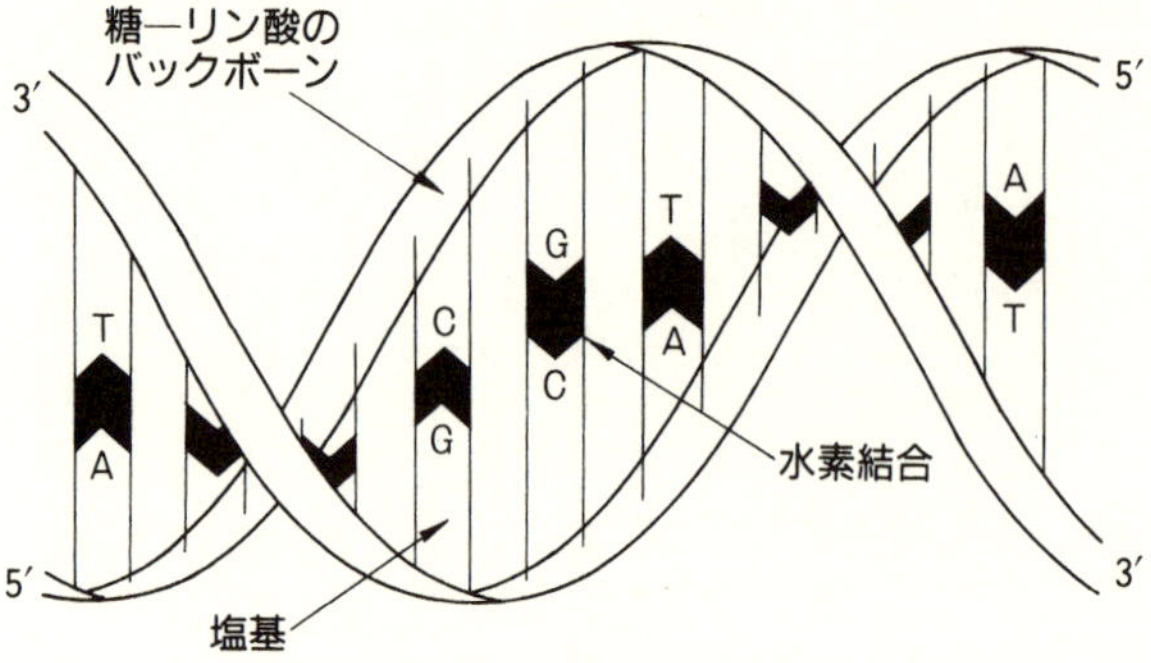

DNAの模式図

ス料理も、桃山風らしき京料理も、私の大好物だ。ただし、そこに栄養的な意義を認めているわけではない。純粋に舌鼓を打って、満足することができるというだけである。これは私の食道の原則の一つだ。

われわれ人間ばかりでなく、すべての生物は親を持っている。そして、親の遺産によって生きている。親の遺産とは、税金の対象になるような下等のものを指してはいない。それは、ご存じ遺伝子だ。DNAだ。親が子に間違いなくゆずる遺産はDNAなのだ。

DNAは大男の身長ほどの長さのある紐状《ひもじょう》の小物体であって、それは一つの暗号文にすぎない。その暗号はアミノ酸の名前で成り立っている。暗号文を解読すれば、いろいろなアミノ酸の名前がずらずらと並ぶ。グルタミン酸、システイン、リジン、フェニールアラニン……という具合にだ。

アミノ酸を一〇〇個とか一〇〇〇個とか並べて鎖《くさり》のようにつないだものには、タンパク質という名前がつく。遺伝子がタンパク質の設計図といわれるのはそのことだ。親が子に与える遺産はタンパク質の設計図であって、それ以外のものは何一つないのだ。

そこから必然的に導かれるのは、各種アミノ酸に要求される量を取りそろえることである。設計図に記されているアミノ酸の種類は二〇もあるが、それぞれ要求される分子数は同じではない。それを考慮に入れたうえで、アミノ酸を用意しなければ、遺産を生かすことができないのである。これが、わが食道の第一条となる。

それを文章の形にしてみると、「要求されるアミノ酸の、要求される分子数を用意すべきである」ということになる。ここには、動物性食品か植物性食品か、白砂糖がいいか悪いかなどの問題を超えた科学の世界がある。

じつを言うと、アミノ酸のうちにはタンパク質の合成に参加してはいないけれど、不可欠のものがある。それはタウリンという名のアミノ酸だ。これも取りそろえた方がいいのである。

タンパク質を構成するアミノ酸は、不可欠アミノ酸と可欠アミノ酸とに大別されている。不可欠アミノ酸は九種、可欠アミノ酸は十一種だ。可欠アミノ酸とは、摂取するタンパク食品の中に欠けていても差し支えないアミノ酸の意味である。なぜ欠けていてもいいかというと、他のアミノ酸からつくることができるからだ。

タンパク質をはなれての話になるが、先ほど紹介したアミノ酸タウリンは、別のアミノ酸システインからつくることのできる物質だ。ところが、ここの化学反応の効率は低い。その種の物質は食品の形で摂った方が好都合なのだ。そういう意味で、タウリンを不可欠アミノ酸の一つとするのが、わが食道の立場である。

ご承知のとおり、イヌにはドッグフードがあり、ネコにはキャットフードがある。ネコはドッグフードを与えられると失明する。これは、タウリンがイヌにとっては可欠アミノ酸であるのに、ネコにとっては不可欠アミノ酸であるからだ。ということは、イヌはシステインから楽にタウリンをつくれるのに、ネコはそれがうまくいかないということだ。そして、この点ではヒトはイヌよりも、ネコに近いのである。

われわれの遺伝子には、システインからタウリンをつくる化学反応を受け持つ暗号文がないわけではない。それは、この反応を取り持つ酵素という名のタンパク質のアミノ酸配列を親から教わっているということだ。われわれの体がタウリンを要求すれば、この暗号文が解読されて、システインをタウリンに変える反応が進行する。だが、その反応の速度が遅いために、生産量が不足がちになる、ということだ。

タウリンは、目の視細胞に含まれていて視覚に関係している。さらにまた神経伝達に関係しているために、脳の機能を左右する。だから、われわれは十分なタウリンの量を確保しなければならない。だから、タウリンを不可欠アミノ酸の仲間に入れて、食品の形でこれを摂ろうとするのである。

わが食道では、体の要求する全アミノ酸を過不足のないようにそろえたものに、プラスアルファした食品を「ヒトフード」といっている。

プラスアルファのアルファの内容は、ビタミンB群やビタミンCの混合物であって、エネルギー発生やアミノ酸の種類変更などを頭において処方した食品である。

結局、ここにいう「ヒトフード」は、アミノ酸群プラス水溶性ビタミン群ということになる。アミノ酸群において重要な数字は、タンパク質を構成する不可欠アミノ酸の比率だ。「ヒトフード」では、これにタウリンを加えた一〇種アミノ酸の比率に特徴を持っている。これは、広く用いられている一九八五年、WHO（世界保健機関）とFAO（国連食糧農業機関）が制定したアミノ酸スコーア（アミノ酸価）とは大きく異なっており、一九五七年制定のプロテインスコーア（タンパク価）に近い。

わが食道では「ヒトフード」が基本になっているとはいえ、これだけでは不十分なわけで、さらにビタミンE、ビタミンAなどの脂溶性の天然ビタミンや、カルシウム、マグネシウムなどのミネラル、腸内有用菌の餌料となるオリゴ糖群、活性酸素除去物質などの適量を追加することになっている。

私の場合、原則として、一日二回の「ヒトフード」を摂り、あとは栄養的価値を問わずにすむ適当な食事をとる。理想をいえば「ヒトフード」を十分に摂り、あとは何も食わないのがベストということになるが、そうなったら淋《さび》しいと思うのが人情というものだろう。

それにしても「ヒトフード」の普及が、病気を減らし、医療費問題を解決する有力な条件になることは確実である。

戦後の思想をリードしたフランスの哲学者サルトル（一九〇五〜八〇）はアンガージュマンの文学を提唱した。これは歴史参加の文学を意味する。私の栄養学・健康管理学はアンガージュマンの科学のつもりだ。私の倫理学では、歴史参加を価値の筆頭においている。

ここまできて、私の人生観の構図が見えてきたのではないか。

人間にとって薬とは何か

私は食品をつくって、それを食べ、またそれで生計を立てている。だが薬となれば、それを買う方だ。はたして、その薬で本当に健康になれるだろうか。

ご存じだろうが、ストレッサーが強すぎて、自前の抗ストレスホルモンではどうにもならないときストレス病が始まる。そこでステロイド剤の出番がくる。血糖値が高く、自前のインシュリンではどうにもならないとき糖尿病が始まる。そこでインシュリン注射ということになる。じつは、私の場合がこれだ。結局、私の薬道人生はインシュリンを中心として展開されることとなる。

私のインシュリンとのつき合いは、かれこれ二十年になる。その量は次第に増えて、今は一日三〇単位だ。

インシュリン注射になる前は、経口血糖降下剤《けいこうけっとうこうかざい》で間に合った。

ところで、私の糖尿病は成人病性でないとはいえないが、当人の判断によれば、鉛中毒が引き金になっている。インシュリンの作用を見ると、亜鉛が重要な役割を負っているが、鉛はそれを妨害する。つまり私の場合、鉛中毒となって糖尿病を起こしたと考えてみたい。

むろん糖尿病の診断には血糖値の測定が必要だ。それは専門家に任せてある。二、三年に一度のペースで私は医師を訪ねる。一昨年のデータを見ると、空腹時の血糖値は二七四だった。インシュリンの注射量はここから決まってくる。

私の顔色を見て、医者先生は不快感を持つようだ。それが糖尿病患者のものではないからである。

私は定期検診のようなものをやっていない。だから、血液の諸因子の数値を知らない。カロリー制限もやっていないのだ。

血糖値が高いということは、開環ブドウ糖分子の数が多いということである。ブドウ糖の分子はいわゆるカメの甲の形、つまり六角の形をしている。六角の一つの角の開いたものが開環ブドウ糖である。通常、血中ブドウ糖分子の0・3%が開環しているとされている。そこで、血糖値が高いというのは開環したものが、それよりも多いことを意味する。この開環ブドウ糖分子が糖尿病合併症の最大の原因なのだ。

開環ブドウ糖はSOD分子やガンマグロブリン分子と結合して、それらを失活（働きを失わせる）させる性質を持っている。SOD（スーパー・オキサイド・ディスムターゼ）とは、活性酸素を除去する役目の酵素だ。さらにまた、SODと開環ブドウ糖分子との結合物は、新しい活性酸素の一つを出現させる。そしてガンマグロブリンは免疫抗体である。

結局、開環ブドウ糖は、活性酸素の活躍をゆるし、感染に対する抵抗力を減弱する、という二点で生体の弱みをつくる。活性酸素除去物質を摂ることは、SOD失活への対応策となるわけだ。そして、これは糖尿病対策の大きな柱となるのである。それが私の場合だ。

活性酸素除去物質は薬ではない。食品の一種である。だからそれを薬道人生の因子とするわけにはいかない。インシュリンにしても、これはもともと生体の生理活性物質なのだから、本来ならば薬道の外にあるものだ。

結局、私の薬道人生の花形はアスピリンになる。海外生活の経験が豊かな人間に聞くと、イギリスの家庭ではこの薬がダブついているそうだ。家庭医の出す薬はアスピリンと決まっているからである。

私がアスピリンを飲むのは、カゼを引きそうだと感じたときだ。このときは活性酸素除去物質とビタミンCとが一緒だ。タンパク不足でなければ、それでまず病状は消滅する。だからここ何十年も、私はカゼを引いたことがない。それまでは、よくカゼにやられていたのだが。

私の薬道人生は、かくの如く単純明快だ。

ここまで書いて、胃潰瘍《いかいよう》のことを思い出した。私はこの病気をかかえている。これについてはピロリ菌の関与があると知ったものだから、友人に頼んで、メトロニダゾール、クラリスロマイシン、制酸剤の三種を手に入れてそれを服用した。これは一つのエピソードに止《とど》まる。

現代の医療が薬漬けだとよくいわれる。そこでは、私のような人間は奇人に属するだろう。

これも歴史参加の一つのタイプになる、と私は思っている。

九十五歳でスキーをしても疲れない理由《わけ》

これはスキーの達人の人生論ではない。スキーが私の人生にとってどんな意味を持っているか、を述べようと思う。スキーヤーの参考になるようなものではない。

私のスキー歴の長いことだけは確かだ。それは私の人生が長いことの裏返しのようなものといえよう。

初めてのスキーは三十歳頃のことだった。当時、私は日本大学の教師だった。大学の同僚にさそわれて出かけたのは日光《にっこう》の金精峠《こんせいとうげ》だった。このときは家内も同行した。

スキーをつけたのは急斜面の頂上だったので、下をのぞいても雪面は見えない。転びながら横へ移動して、緩斜面を探したように思う。私も家内もスポーツとはまったく無縁の人間だから、こんなことは難行苦行以外の何物でもない。

念のために記しておくが、これは一九三〇年頃の話だから、スキーも靴も用具もいまとはまったく違っていた。無論、リフトもロープ塔もありはしない。スキー学校もなかった。第一、スキーをやる人間が珍しかった。スポーツそのものが珍しい時代の話である。

そんな時代に、スポーツを知らない私がなぜスキーを始めたかというと、理由は単純だ。同僚に北海道育ちのスキーの達人がいたという、ただそれだけのことだった。大学のクラブが希少価値だった頃、彼は山岳部長をしていて、冬になると学生を引きつれてスキーの合宿に参加していた。

スキーが病みつきになって、私は志賀《しが》高原の熊の湯で行なわれた合宿に参加し、学生にまじってノゾキの大斜面で滑降レースをやったこともある。週末を利用して菅平に出かけ、夜行列車で上野《うえの》に着き、その足で駿河台《するがだい》の大学に戻って教壇に立った。そこまでは無事にいったのだが、とうとう講義の途中に眠ってしまい、ハッと気がついて続きの話をしたことがある。何分間のことだったか、学生に気付かれたかどうか、一切は不明である。

一九三七年、私は日大を去り、親友だったスキー仲間は散った。親友が首謀者となったストライキが、戦時体制の軍部の弾圧によって潰滅《かいめつ》した結果である。

戦争の時代になると、何でもかんでも自粛自粛ということになった。歌舞音曲もスポーツも非国民のものと見なされた。そして、私のスキー人生も終止符を打たれた。

暗黒の時代が過ぎると、世の姿は一から十まで変わった。スポーツも例外ではない。スキー場にはリフトやゴンドラが上下するようになった。靴はスキー板に固定された。どこのスキー場にもスキー学校が開設された。そして山歩きを楽しんだ山スキーは変わり、ゲレンデスキーになってしまった。

この変化にそっぽを向いたスキーヤーは多い。私もその一人だった。つまり私はスキーをやる気をなくしていた。

その時分、私はしきりに原稿を書いていたが、あるときポプラ社という出版社の若い編集者がムキになってスキーをすすめた。そして、ヒッコリーのスキー用具一式をわざわざ私の家にかつぎこんでくれた。

そこで、いよいよスキーの第二期が始まることになる。スキーを一人でやる人はあまりない。だいたい仲間で行くものだ。同行者は、津田塾大学や清泉女子大学の教え子であったり、娘やその友達であったり、男友達であったりいろいろだ。結局、一シーズンに五回や六回は出かける始末となった。

この第二期スキー時代の初めは一九六五年だから、約三十年の休眠期があるわけだ。このとき私の年は六十五だった。ようやく老人の仲間入りのできた年ということになる。

若いとき、くわしくいえば八十代の終わり頃までのスキーと、九十代のスキーとは人生論的に大きな違いがある。若いときのスキーは、アリストテレスの幸福の条件の一つ「楽しく満足して生きる形」そのものだ。滑るのが楽しく、滑って満足することができるわけだ。この時期には毎回のようにスキー学校に入学した。

九十を過ぎるとスキー学校は卒業だ。私のスキーの第一の目的は、「滑れるか」という問題の解答を求めることになる。この目的のために、私は年の暮れに軽井沢《かるいざわ》へ行くことにしている。ここは人工雪なので、雪の有無を気にしないですむからだ。

私は午前と午後とに一回ずつスキーをはく。そして、滑降コースを途中まで登る。この際の苦痛や疲労のレベルにより、その時点での体力をつかむつもりでいる。それから左に折れて緩斜面を滑って出発点に戻る。それでおしまいだ。

これを六日間やってみる。それによって、そのシーズンにスキーができるかどうかの判断をするわけだ。

正月三箇日をプリンスホテルで過ごして帰京する。それから二週間ほどして、菅平高原へ行く。宿泊はダボスタカシマヤだ。一九九六年のシーズンの同行者は男一人、女三人、平均年齢は七十歳だから私よりふた回りも若い連中だ。主軸選手は津田塾の戦時中の教え子の狩野俊子さんとその夫君である。

菅平には四泊五日が習慣だが、そこでの日課はこうだ。私独特のものだが……。

ここには、第一のリフトで登って、そこから滑り出す全長三キロほどの初心者コースがある。午前と午後とにこれを一回ずつやる。これが一月の課程だ。

ちなみに、第一のリフトで登ってから初心者コースを途中まで滑って直進すると、カプセルつきのリフトがある。これでダボスの頂上へ行って滑降を始め、緩斜面の終点から右折して少し登ると、再び初心者コースの途中に出ることができる。そこまで行って、また初心者コースを滑るわけだ。

一月の合宿から帰れば、次は二月のスケジュールだ。このときは、体調と天候とを見て、ここに記した頂上コースへの挑戦を考慮に入れることとする。

一九九五年のシーズンには、このコースを午前と午後に一回ずつやった日がある。帰る日には午前に一本このコースをやった。一緒に滑った狩野邦彦さんによれば、緩斜面では時速四、五〇キロは出ているとのこと。

参考までに記すが、この頂上コースはいつも一気に滑降するが、転倒は一度もない。転ぶのは、もっとやさしい初心者コースの場合に限られる。

私はスキーで転んでも、骨折の心配はしたことがない。低タンパク食を摂らない人が骨折することは、まずないのが普通である。

そんなわけで、私にとってのスキーは体力試験の意味を持っている。そして、それしかないといっていい。

いま私は、今年の冬にもスキーができるかどうかを時々考えている。それができなかったら、いよいよ年貢の納め時がきそうだと観念することだろう。

ところで、若いときのスキーが私にもたらした一つの教訓がある。それは、ビタミンB_1には筋肉痛を予防する効果がある、ということだ。

かつて私たちは、ゲレンデに出動する前にビタミンB_1・B_2の注射をする習慣を持っていた。すると、一日中スキー靴を脱がず、休むことなしにリフトで上り、あとは滑走というスキーをやっても、少しもどこも痛くならないのだ。同行の若い高校生がそれを見て笑っていた。ところが、三日目くらいになると注射をしてくれと言い出した。

筋肉を使うと乳酸が発生するが、ビタミンB_1はその疲労物質の分解に働くのだろう。

これは、私のメガビタミン主義のメリットとして一同の認識するところとなった。

第二章

からだと素直につき合えば病気にならない

あなたは何をしに生まれてきたのか

これは、ありふれてはいるが難問だ。昔から哲学の対象になったテーマである。だがしかし、これはあなただけの問題ではない。私の問題でもあり、犬の問題でもあり、麻原彰晃の問題でもあり、ピロリ菌の問題でもある。例外は、多分エイズウイルスのような連中だけだろう。

四十億年前の地球の様相は地獄の風景を想わせる。間断なく稲妻が光り、暴風雨の荒れ狂う場であった。地表はゴツゴツの岩ばかり、いたるところに火山が噴き上がっていた。そして、海は存在した。

これが生命誕生の場になろうなどとは、誰にも想像がつくまい。

いま、地球上の全生物はそれぞれに自己の生命を守り、そして子孫をつくっている。これはどの場面をとっても必然のように思える。

だがそれは、まったくの偶然から出た真《まこと》なのだ。

生物体をつくる物質として必須のものは、タンパク質と核酸とである。これは高分子と

アミノ酸名	必須と可欠	成人必要量	アミノ酸名	必須と可欠
ロイシン	必　須（不可欠）	2.20g/日	グルタミン	可欠
イソロイシン		1.40 〃	アスパラギン	
リジン		1.60 〃	グリシン	
メチオニン		2.20 〃	アラニン	
フェニールアラニン		2.20 〃	プロリン	
スレオニン		1.00 〃	セリン	
トリプトファン		0.50 〃	チロシン	脳では必須
バリン		1.60 〃	システイン	可欠
ヒスチジン			グルタミン酸	
アルギニン			アスパラギン酸	

各種アミノ酸とその必要量

いわれるもので、同じような単位物質の分子が鎖のようにつながった巨大な分子なのだ。タンパク質の場合、単位物質はアミノ酸という名の酸であって、その種類は二〇ある。そして核酸の場合、単位物質は核酸素子という名の化学物質であって、その種類は八つある。それはさらに、ＤＮＡ型四種とＲＮＡ型四種とに分類される。ＤＮＡ型核酸素子は鎖のようにつながってＤＮＡの高分子となり、ＲＮＡ型核酸素子はやはり鎖のようにつながってＲＮＡの高分子となる。

断っておくが、核酸素子という言葉は私の造語であって、ヌクレオチドと呼ぶのが普通である。

四十億年前の地獄のような地球では、そこにあった物質分子同士は、火山の熱エネルギーや稲妻の電気エネルギーの直撃を受けて、離合集散をくり返していた。いくつかの分子が結合して新しい化学物質をつくったり、それが分解して新しい化学物質をつくったり、無限の化学反応を展開した。これは一から十までが偶然の出来事であった。

この偶然が何億年と続き、種々雑多な化学物質を生んだ。その中にアミノ酸があり、核酸素子があった。それらがデタラメな運動をやっているうちに、いつのまにか生物ができあがった、と考えないわけにはいかないのだ。そこに神の出番などはなかった。

生物体の構造単位が細胞だということは、中学生でも知っている。細胞を組み立てる物質はタンパク質や核酸だけではない。それ以外にも必要とされる物質がすべてそろったとき、細胞の原型ともいうべき構造物ができあがったと考えてみよう。

細胞のような構造物は無限の生命を持ってはいない。それはやがて解体して滅びざるをえない。

このまったく新しい存在である細胞はやがて死ぬ。そのとき、この細胞を生物と見なすことはできない。これを生物としても、それは何日か何十日かののちに死んでしまうからだ。

もしこの細胞が、自分と同じものをつくる能力を与えられれば、その細胞は増殖能力を獲得したことになる。そのとき初めて、その細胞が生物の祖先としての資格を持つことになる。

おしなべて生物と呼ばれるものは、どんなものであっても、ある長さの時間を生き続け、その時間の中で自分と同じものをつくることができる。それが生物というものの条件なのだ。

これの言葉を替えて、「個体の保存」と「種の保存」ということができる。この二つの条件を満たす存在が現われたとき、これを生物の誕生、生命の誕生とすることができるだろう。

ここで、生物という存在が、個体の保存と種の保存とを運命づけられたことになる。そこで、すべての生物は、生物としての義務として、個体の保存と種の保存とを、生きる目的としておしつけられた。すべての生物が我が身を守るシステムを備え、生殖のための器官を持ち、これを活用しているではないか。あの麻原彰晃といえども、この生物の条件の外に出ることはできないのだ。

人間は、自分を守り、子孫をつくるために生まれてきたのである。

そう言われて、そのとおりと引き下がる人間はほとんどいないだろう。人間が他の生物と異なるのは、じつはこの点においてである。

私は人間の一生を四つに区切ることを提案している。中国では詩の形式について、「起承転結」という四つの形が伝えられているが、これを人生に当てはめてみたいのだ。

起は成人するまでの時期、承は子をつくり養育する時期、転は起承を顧みて人生の新しい意義を発見し、それに残りの人生を捧《ささ》げようとする時期、結は生の意義を失って死を待つ時期とする。

このアイディアは、人の一生が他の生物とまったく違うことを強調するのに適している。人の一生は、イヌやネコの一生とは画然として区別される。それでこそ、万物の霊長という言葉が生きてくるのではないだろうか。

からだには健康になろうとする力が働いている

すべての生物は、個体の保存と種の保存とを目的とする。つまり、特別な配慮がなくても生きていられるし、子をつくることができるということだ。それは、生体のすべての器官や機能がその目的にかなった形にできている、という理にあてはまる。

石ころが自分に向かって飛んでくれば、まぶたは咄嗟《とっさ》に閉じてくれる。ストレッサーがあれば、それによる被害を大きくしないために抗ストレスホルモンがつくられる。ウイルスが侵入すれば、それに対抗するためにインターフェロンがつくられる。

これはうまい話ではないか。この現象は、理にかなっているという意味から合理的という形容詞があてはまるだろう。だが、見方を変えれば、個体保存という目的にかなっているという意味から「合目的」という形容詞をあてはめることができる。

さて、いま挙げた具体例のような対応過程を、電気工学の用語を使って「フィードバック」ということができる。

このようなフィードバック過程は人体には無限に存在する。米の飯を食えばデンプン消化酵素がつくられる。尿がたまれば尿意をもよおす。物を考えようとすれば脳に電流が流れる。どれもがフィードバック過程だ。

これは好都合と誰しも思うだろう。それに間違いはないのだが、これらはけっしてタダではできない。そこにはエネルギーもいり物質もいる。そこで必ず栄養の問題が出てくる。ダイエットだ、断食だなどと言って栄養をカットするのは、生体の合目的性の阻害以外の何ものでもない。

病院でベッドの生活を続けると、足がやせてくる。足の筋肉は歩行のためにあるものだ。だから、歩かない足に筋肉はいらない。筋肉だって生きているためには栄養の補給を受けなければならないわけだ。だが、使わない筋肉のために栄養物質を配給するのは無駄だろう。そう考えれば、寝たきりの足がやせるのは生体の合目的性にかなう現象なのだ。

このとき足の筋肉のタンパク質は分解してアミノ酸となって血中に入り、どこかへ流れていって、そこでのタンパク合成に参加するか、あるいはエネルギー源として消費されるか、ということになるだろう。ここにも生体の合目的性が見られるのである。

この人が病院から退院して歩行を開始すれば、足の筋肉は元のように太くなるだろう。それでなければ、以前と同じように歩けないからだ。

❖アイソメトリックスで筋肉の衰えを防ぐ

筋肉を鍛えるという発想があるが、これの正体は何なのだろうか。

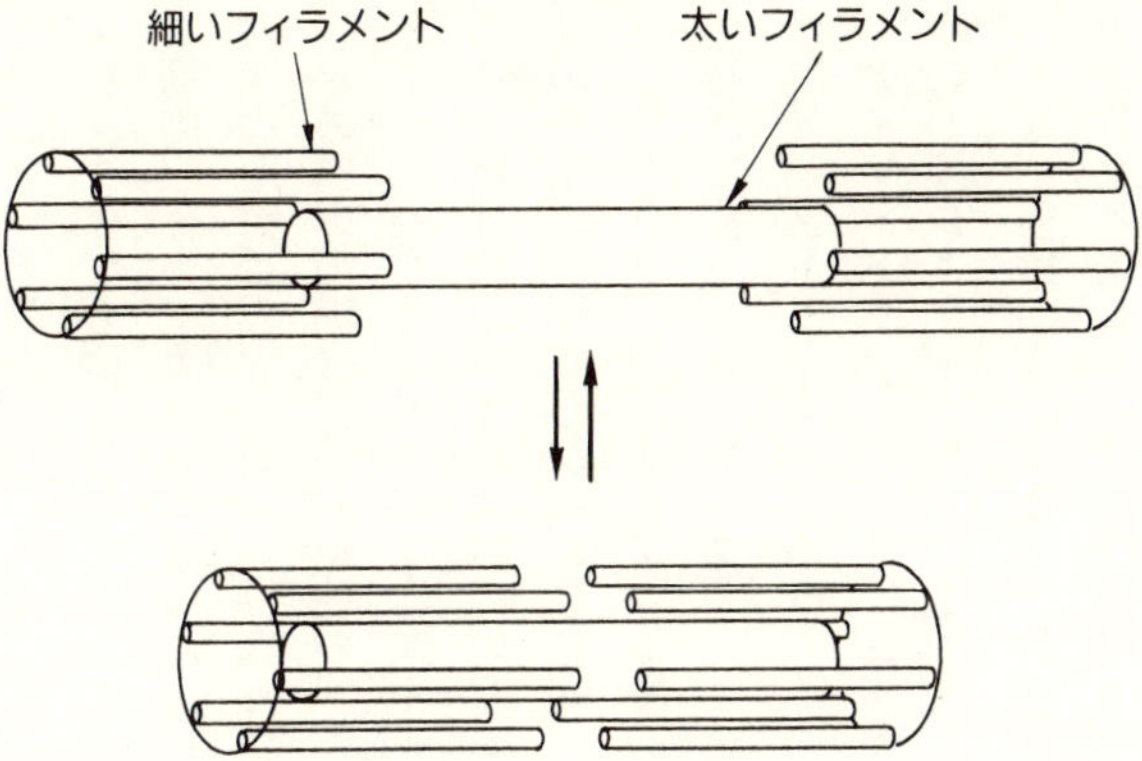

筋収縮の滑りモデル　『細胞の生物学』(教育社)より

筋肉というものは筋細胞、つまり筋肉の細胞の束《たば》でできている。そして、筋細胞の中には筋原繊維という細い束が並んでいる。筋原繊維のなかにはフィラメントという細い糸のようなものが並んでいる。

フィラメントにはアクチンとミオシンとの二種があって、アクチンはアクチン同士で平行に並び、ミオシンはミオシン同士で平行に並んでいる。アクチンの束とミオシンの束とは頭をつきあわせた形になっていて、筋肉が縮むときには、アクチンがミオシンのすきまにもぐって滑りこむ。右手と左手とがそれぞれ一つずつのササラを持って、その頭と頭とを接しておき、それをさらに近づけようとすると、ササラの細い棒と細い棒とがお互いのすきまを見つけてもぐり込むことになるだろう。

筋肉収縮のメカニズムはこれに似ている。右手のササラの細い軸をアクチンとすれば、左手のそれはミオシンということになる。

足の筋肉の場合、それを使わずにいれば細くなるのは、フィラメントの数が減ったためだ。それが増えたとき、足は太くなる。

私の足は若いときと比べていくぶん細くなっているだろうが、気になるほどではない。その理由のすべてとはいわないが、一つは風呂でのアイソメトリックスということになるだろう。もう一つはテーブル体操かもしれない。どれもが自己流である。

最初に言っておくが、フィラメントの数を増やす方法は二つあるといわれている。一つはアイソメトリックスであり、一つはストレッチだ。

アイソメトリックスとは、目的の筋肉が全力で収縮した状態を六秒間続ける。これを数回くり返す。それだけのことだ。これによってフィラメントの一部がこわれる。なぜかといえば、筋肉が収縮するときフィラメントの滑りこみがあるわけだが、その筋肉の最高の力が生じる場合には、全部のフィラメントが力を出す。また、最高の力の二分の一の力が生じる場合には、半数のフィラメントが力を出す。そして、このとき休んでいたフィラメントは五秒ほど休んで、働いたフィラメントと交代する。

そういうメカニズムだと、筋肉が最高の力の半分を要求されるならば、いつも半分は休めるから力の持続ができるわけだ。そのかわり、半分以上の力が要求されたら交代要員が不足するので、頑張り続けさせられるフィラメントが出てくる。これが無理になって、こわれるのだろう。

この考え方をおし進めると、次のようなことになる。八〇キロの物を両手で持ち上げられる人は、その半分の四〇キロの物を持ち上げるとき、フィラメントは半数交代で休むから無理は起きない。

ところが、五〇キロに挑戦すると半数交代ができないために、フィラメントの一部がこわれる。そして、生体の合目的性は、フィラメントの数を増やして要求に応えようとする。その結果、筋肉は太くなって五〇キロの負荷に耐えられるようになる。

この方法を、アイソメトリックスというのである。これは、ドイツのマックス＝プランク研究所（プランクはドイツの理論物理学者。一八五八〜一九四七）の業績の一つとして知られる。

私は朝と晩に風呂に入る。そして、月水金の週に三日の朝、そこでアイソメトリックスを行なう。アイソメトリックスは一日おきが原則とされているが、昨日やったかやらなかったかを覚えていなければ、この原則は守れない。そこで私は、一週間に二日おく日が土日と、一回できることを心得たうえで、月水金と決めたのだ。

私の風呂アイソメトリックスは、標準的な形の浴槽に向いている。洋式の横臥《おうが》する形の浴槽は適当でない。

まず、背中を浴槽の内壁で支え、両脚を前方に出して膝を立てる。そして股を開き、両膝頭を浴槽の側壁に当てる。右の膝頭は右の側壁に、左の膝頭は左の側壁にだ。その膝頭でそれぞれの側壁を圧《お》し開くように頑張る。このとき、全力の半分以上の力を出さなければ効果のないことはお分かりのはずだ。

私はここに「頑張る」と書いた。これは全力を意味するのだが、現実に全力が出るのは火事場のような緊急事態の場合に限るらしい。頑張ってみても、全力の半分もいかないようだ。

とすれば、私の風呂アイソメトリックスの効果には疑問が残る。だから現実には、これをフィラメントの減少を防ぐためとして意味づけておく。

なお、この動作は三回反復することにしている。

股を開く動作を一番として、二番は反対に股を閉じる動作だ。このときは、膝を立てたまま膝が平行になるように股をつぼめる。そして膝を押し合うように頑張るのだ。

一番の動作は腿《もも》の外側の筋肉が対象だ。二番の動作は腿の内側の筋肉が対象だ。

三番の動作は上腕の外側の筋肉、四番の動作は頸《くび》の右側の筋肉、五番の動作は頸の右うしろの筋肉、六番の動作は頸の左側の筋肉、七番の動作は頸の左うしろの筋肉、八番の動作は、頸のうしろの筋肉が対象だ。

四番から七番までの動作には腕の補助がいる。例えば四番の場合、右肘《ひじ》を浴槽の右側の内壁に当てて、右の手の平で頭を支えることが必要になる。

三番の動作については別の説明が必要だ。右肘を浴槽の右内壁に当て、左肘を浴槽の左内壁に当て、両肘を開いて浴槽の内壁を広げるような感じで頑張るのである。

この風呂アイソメトリックスの各動作を六秒ずつ三回としているのは私の勝手なのだから、それをとくに推薦するわけではない。

これを参考にして、いろいろな筋肉を対象とするアイソメトリックスを工夫してほしい。

腓腹筋《ひふく》（ふくらはぎの筋肉）を対象とするアイソメトリックスを、いま私はやらない。これについてはストレッチでいく。このストレッチは毎朝テーブルの所でやっている。まず、テーブルのへりに両手をつき、背中を伸ばして両足をうしろに持ってゆく。このとき踵《かかと》は上がる。そこでそれを下げるような運動を周期的に四〇回ほど反復する。これをストレッチといっているのである。

そのあとで内股筋を伸ばしたのち、テーブルに手をついたままで跳躍を反復六〇回するのだ。

❖トイレでも簡単にできる筋力保持

私の経験からしても、足は膝から衰えるという伝承はウソではない。これの対策が、私のトイレアイソメトリックスだ。

断っておくが、これは日本式トイレではできない相談となる。もっぱら洋風の便座式トイレの場合だ。

これはいわゆる品の悪いお話になるが、お許し願いたい。

用便のためにまず便座に腰を下ろす。これには要領も何もない。注文をつける筋合いのものでもない。用便の方法論もないだろう。

用便がすんだら腰を上げることになるが、これにも要領などありようがない。アイソメトリックス推奨家の私の注文は、腰を上げる段階からつく。

ここで腰を上げるとは、便座の面から腰を浮かすことだ。トイレアイソメトリックスでは、浮かした腰を六秒間その位置で支える。

この動作を無理なく行なうのには、両足が前に出ていてはダメだ。やや後方に移した方がいい。むろん、初めから足の位置を後方に決める習慣をつけるのがいいだろう。

トイレアイソメトリックスで対象になる筋肉は大腿四頭筋《だいたいしとうきん》という名前のもので、太腿の前方の大きな筋肉である。

筋肉を鍛えれば、膝の関節の状態がよくなるのだ。これは一般的にいえることであって、筋肉を鍛えれば、それにつながる関節の状態はよくなる、と考えていい。

じつは、関節の部分で骨の頭は軟骨におおわれている。軟骨というのは、ヘチマのたわしの空所にコンニャクを詰めたようなものだ、というたとえ話がある。

軟骨のヘチマの部分の材料はコラーゲンというタンパク質であって、これをつくるのにはビタミンCがいる。また、コンニャクの部分はプロテオグリカンという名のタンパク質と糖質との結合物であって、これをつくるのにはビタミンAがいる。

こういう材料の面から考えると、膝の衰えを防ぐのにトイレアイソメトリックス一点張りでは不十分なことに気付く。そこで、高タンパク食にビタミンC、ビタミンAを加えた食生活に目を向けなくてはならないことを知るのである。

ビタミンAについて一言するが、これは合成品でなく天然品の方がいい。効果が違うのである。

トイレアイソメトリックスについて言い忘れたことがある。それは、月水金の一週三回というルールだ。

❖高タンパク食が筋肉を柔らかくする

私はマッサージをやってもらっている。林スズエさんという女性が担当してくれている。私よりふた回り以上も若い人だ。

彼女に言わせると、私の筋肉は柔らかい。むろんそれはマッサージの効果でもあるだろうが、高タンパク食のせいでもある。

私の仲間で高タンパク食を実践していない人はまずいない。それは、私のつくったヒトフードを摂っているという意味だ。ヒトフードのメインは良質タンパクだからである。

私は林さんのほかにもマッサージの先生を知っている。彼らが異口同音に言うことは、高タンパク食を実践しているかどうかは、筋肉に触ってみれば分かる、ということだ。低タンパク食をやっている人、つまり大多数の人は硬い筋肉の持ち主ということになるわけだ。

高タンパク食とは、理想的な良質タンパクを、最小限体重の0・1%か千分の一をとる食生活を指している。その条件を満たす人は、私のまわり以外にはほとんどいない、といってもいいような気がする。というのは、理想タンパクの定義において、私と他者との間には大きな隔たりがあるからだ。

低タンパク食だとなぜ筋肉が硬いか、という問題の解答はむずかしい。第一、高タンパク食だと筋肉が柔らかいという事実を認識している人がそんなにいるわけではないから、この問題を提起する人もいないのが実情だ。それどころではない。筋肉についての知見はまことに少ないのだ。スポーツ科学というものがあって、一杯に脚光を浴びているのに、筋肉の研究は誰から見ても物足りない。スポーツ科学の専門家もそう言っているのが現実なのだ。

筋肉の機能である収縮機構は、ビタミンCの発見で知られるノーベル賞受賞者セント＝ジェルジ（アメリカの生化学者。一八九三〜一九八六）によって解明に道がついた。アクチンやミオシンについての研究も進んでいる。それなのに、筋肉が柔らかいとか硬いとかいう問題は藪《やぶ》の中だ。

プロスポーツマンの筋肉が柔らかいことは、知る人ぞ知るである。彼らはほとんど例外なしにプロテインを摂っている。プロテインとはタンパク質を粉末状にした、いわゆる健康食品のことだ。このプロテインをたっぷり摂っていれば、曲がりなりではあっても、一応は高タンパク食になる。

筋肉を柔らかくしたいと思う人は、とにもかくにもプロテインをたっぷり摂ってみることだ。

ここで取り上げている筋肉というのは、骨についている骨格筋である。骨格筋には白筋と赤筋との二つの種類がある。白筋は鉄を含まないために色が白く、赤筋は鉄を含むために色が赤い。

白筋と赤筋とは色が違うばかりでなく、所在が違う。白筋は体表の近くにあり、赤筋は体表から遠い奥の方にある。

林さんに聞いたところによれば、赤筋のコリはなかなかとれないけれど、白筋のコリはとれやすい。赤筋は深いところにあるので指が届きにくい。そうであれば、赤筋のコリの手ごわいわけは分かるような気がするけれど、じつは理由はもう一つある。

赤筋の色が赤いのは鉄によるが、実際は鉄化合物による。それが白筋にはないのだが、そこには重大な意味がある。それはエネルギーの問題なのだ。

白筋でも赤筋でも、収縮のためにはエネルギーを必要とする。白筋ではそれを無酸素で行ない、赤筋ではそれを有酸素で行なう。この有酸素過程が鉄タンパクによって実現するのである。

ところが、そこで消費される酸素の1〜3%が、例の活性酸素に変化する。これが筋肉のフィラメントか何かを傷害した結果、それは硬くなるのだ。白筋にはこの現象は起きないが、乳酸ができてたまれば筋肉は硬くなる。

❖ジョギングも散歩も不要だ

私はジョギングも散歩もやらない。そうだからといって、これを不要とするのは余計なお節介だと言われるだろう。

だがしかし、ちょっと待ってもらいたい。それは私がやらないだけで、私にとって不要とされるだけのことだ。

私の筋肉が五十代後半のもの、と専門家に言われたことは前に記した。この事実に間違いはない。だからといって、私の筋力が五十代後半のものだということはできない。なぜならば、筋力を決定する因子は筋肉の状態ばかりではなく、そこに供給されるエネルギーの量が重要な因子として関わるからである。

はっきり言えば、私の場合、筋肉の状態はいいが、エネルギーが不十分という事実がある。そのために筋力が弱く、それが長続きしないのだ。私はそれを心得ている。エネルギー発生量を大きくすれば、筋力も大きくなるという関係を、である。

したがって、エネルギー発生量を大きくするつもりがなければ、ジョギングも散歩も不要、ということになる。

ジョギングも散歩もエネルギー負荷が大きい。このような運動を無理なく増量してゆけば、エネルギー発生量を大きくすることが期待できる。これもまた生体の合目的性の現われとして理解されるべきである。

私が歴史参加を価値最大のものとしていることはすでに述べた。この歴史参加にとって筋力の大きいことが必要な場合がある、という判断があったとすれば、私もジョギングや散歩に精を出したかもしれない。現実はそうではなかった、というにすぎないのである。

病気の予防は、医学でなく食生活の問題

現代の医学が、言葉の綾《あや》ではないが、現代的でないことをつくづく思う。それは、生命現象は物質過程であるという認識が不十分であることによる。

生命現象を対象とする科学には、分子生物学と量子生物学とがある。これをマスターす

ることは容易でない。それにしても、そのアウトラインを修得しておくことは、すべての医学者の責任ではあるまいか。それなくしては、病気の理解は不完全、と私は言いたい。病気が生体の物質過程であることを認識しないで何ができるか、と私は考える。

分子生物学・量子生物学の二つの修得を大原則とする立場を変更するわけではないが、これは方法論の第二段階である。その前に第一段階があるのだ。

医学近代化の第一段階は栄養学の導入である。生体で物質交代が行なわれていることは、誰でも知っている。生体を構成する組織も流動する物質も、すべては間断なく新旧交代している。皮膚では古い細胞がはがれ落ちて、新しい細胞と交代し、心臓では細胞内や細胞間の物質が分解して、新たに合成した物質と交代する。前者を細胞回転といい、後者を代謝回転という。

細胞回転・代謝回転の着目点は、どっちにしても物質が失われるということだ。それを補充せずにいて異常の回復を願うのは、不可解といわざるをえない。この補充を先決問題とするのが私の栄養学だ。これは、健常者であっても病人であっても、共通にいえることではないのか。

これを私は日本の医学界に対して、言っているのではない。世界の医学界に対して、言っているつもりだ。さらにいえば、世界の一般大衆に言っているつもりである。このことは全人類の認識するところであってほしいのだ。

いうまでもなく、地球はまもなく二十一世紀と記された公転軌道点にさしかかる（当時）。その上の住民は二十世紀までに蓄積された知識のアウトラインを身につけて、軌道上の点を通過する義務があるだろう。

こんなことをいうのは義理堅い人間に限られるだろうが、教育によってこの観念を育成することは不可能ではない。

万人が生体の物質過程を常識とするようになれば、その日常の食生活は合理的なものになるだろう。そのことによって直ちに病人は減り、医療費も減る。

不幸にして発生した病人は、近代化された医学によって、現在と違った合理的な治療を受けることができる。これは私の夢なのだろうか……。

❖スポーツがガン細胞をつくり出す⁉

一九九六年はオリンピックの年だった。そこでスポーツがマスメディアを大きく動かした。

聞くところによれば、オリンピックではメダルに賞金がつく国があるそうだ。そうなると競技に出ることは、金《かね》が目当てでないとはいえない。その意味でスポーツに強くなることは、その個人にとって役に立つこと間違いなしだ。プロボクサーや力士を見ればそれがよく分かる。

では、私にとってのスポーツは役に立っているのか、いないのか。私のスポーツといえば、初心者レベルのスキーだけだ。水泳も機会があればやっているが、それも水着をぬらす程度のものだ。

先に書いたとおり、私のスキーは体力テスト以上の意味を持ってはいない。それでも、それなりに役に立っているといえるだろう。

東大の動物学教室でメダカの研究者として知られる加藤邦彦《かとうくにひこ》さんは、スポーツはからだに悪いという内容の本を著している。その本を読んでいないが、趣旨は想像がつく。

スポーツをやれば、呼吸のレベルが上がる。スポーツをしないときより酸素の消費量が増える、ということだ。酸素の消費量の多いことをよしとする思想があるようで、有酸素運動などというスポーツをやる人がいる。エアロビクスという体操だ。

体内に取り入れられた酸素は、主としてエネルギー発生に使われる。だがそこに問題がある。その酸素の2％前後が活性化するということは前に書いた。エネルギー発生に利用されることなく、活性酸素に変化してしまうということである。

活性酸素は、毒性酸素という別名を持つことで分かるように有害物質である。エアロビクスのねらいが活性酸素の発生だなどと言ったら意地悪に聞こえるだろうが、極端な表現をすれば、すべてのスポーツは体に悪い。活性酸素の発生があるからだ。それによってガン細胞ができたとしても、発見されるほどの大きさになるのは平均十九年後のことだから、一切は藪の中である。だからノホホンとしていたって、おかしくはない。

スポーツが役に立たないどころかからだに悪いと言われても、それが現実のものとなるまでには時間がかかりすぎる。だから、この話はピンとこないのだ。それは、何もガンの場合に限ったことではない。

生体の自前の活性酸素対策はちゃんとある。それは、生体の合目的性を考えただけでも見当のつくことだ。だがしかし、生体の合目的性がしっかりしているのは、前に述べた起期・承期の、最初の二段階に限ると考えた方がいい（五四ページ参照）。転期・結期の二段階の生命を「自然」は保障しない。なぜならば、個体の保存と種の保存という自然の大目的は、承期をもって終わるからである。

呼吸によって取り入れられた酸素の一部は活性化する。生体の合目的性は、この活性酸素を除去するシステムを用意しているはずである。しかしそれは、転期の開始、つまり中年を迎えると、いわば不要になるのだ。そこで若いとき、すなわち起期・承期には何かの役に立ったスポーツも、中年すぎには害になる、という一般論が成立する。役に立たないどころか害になるということだ。

活性酸素という言葉は、すでに何度も出てきたが、これについての親切丁寧な紹介は、永《なが》田《た》親義《ちかよし》先生の『活性酸素の話』（講談社ブルーバックス）にある。これを推薦しない人はいないだろう。

ダイエットは確実に寿命を縮める

私はダイエットには全然興味を持たない。発想そのものがきらいだ。私は自然の自己運動というものを考えている。それに逆行するような企ては、文字どおり不自然だ。不自然が善をもたらすはずはない、と考える。

私はダイエットの方法を知らないが、どれもがいわゆる食事療法の形をとるだろう。それはまさか大食いではあるまい。何らかの食事制限の形をとるのである。

ダイエットの例を一つ、私は聞いたことがある。マッサージの林さんについては前に述べた。その友人の娘さんの話である。彼女は高校生だった。林さんは、このダイエット娘の治療を頼まれた。

その報告によれば、そのダイエット娘はまるでお婆さんのようだったという。胸もお尻もしなびてしまい、生理は止まり、疲れやすくなっていたのである。林さんは、マッサージよりも食事の指導に力を入れた。そして、ついにこの娘さんのからだを元に戻すことに成功した。

私は、食事というものを物質の補給と考えている。食事の制限をするということは、当然のこととして物質の補給の失敗を意味する。そうなれば、どんな形でそのダメージが現われるかまったく分からない。それはその個体の弱点をねらうはずである。弱点がどこにあるかは、病気になってみなければ分からないのだ。私は、栄養不良に対して、栄養的ストレスという用語を提唱する。

私の目から見ると、栄養的に欠陥のない食生活をしている人はほとんどいない。そういう人が食事の制限をすることは、いわば自殺行為だ。栄養的ストレスによって、人は死ぬことができる。その死の手前には病気がある。

ダイエット用の食品があるようだ。液体プロテインがアメリカではダイエット用として使われると聞いたことがある。液体プロテインといえばゼリーがそうだ。これはタンパク質ではあるが、そのアミノ酸組成はきわめて悪い。だから、体内に入れると、いろいろなアミノ酸の不足が生じる。そのため遺伝子の指令によるタンパク質の合成は失敗しやすくなる。つまり、生体の合目的性の阻害ということにならざるをえない。

これは、体が正常に保たれないことを意味する。これではやせ衰える方向に体を向けることになる。若さを失ったやせた老人ができることだろう。はたして、これはダイエットの成功なのか。

科学的に考えれば、肥満は皮下脂肪過多によるのだから、これの処理が唯一の方法であるはずだ。脂肪は燃焼によってとんでしまう。したがって、その方法を考えればいいのである。

体内の脂肪の燃焼は低温で起こる。そのとき、酵素の登場が要求される。酵素というのはタンパク質なのだから、ダイエットのためには高タンパク食が必要という結論になる。そして、一方において脂肪の材料になる糖質の制限を行なうことにすればいいのだ。

この方法ならば、生体の弱点を衝かれることなしに、やせることができる。むろん実例は多い。

無原則な食事制限というものは、ダイエットを目的とするにせよ、病気の治療を目的とするにせよ、生体の合目的性を阻害する。その結果が病気の発症につながらないとしても、老化の促進になることは間違いない。細胞数の減少が起こるからである。

ダイエットは寿命を縮めることを覚悟のうえでならば、やったらいい。

❖のどの痛みはカイロで治す

のどの痛みは誰しも経験するところだろう。カゼを引いたとき、声を使いすぎたときなどにそれは起きる。

のどの部分の上皮細胞は粘膜を形成している。原則として、粘膜は粘液が不足すると渇いてくる。すると細菌などに感染しやすくなる。

これは炎症が起きるということだ。炎症の「炎」はほのおである。ほのおが上がれば、熱くなって赤くなり、痛みが出てくる。炎症は本来、傷害を修復するという目的にかなった過程なのだ。そのために血液が集まるので、色が赤くなって熱を持つことになる。

炎症が合目的なものだというのに、それが長びいてなかなか治りにくく、当の患者を苦しめるのはなぜか。その答は例の活性酸素の発生である。ということは、活性酸素の除去に成功すれば炎症は治る、ということにほかならない。のどの痛みは炎症からくるので、活性酸素を除去すればたいていは治る。炎症が引くからである。

のどの痛みが声の使いすぎからきたのでなく、カゼのウイルスからきた場合には、活性酸素除去のほかにインターフェロンの合成が必要になってくる。むろんそれは合目的なものだから、自力で合成されるわけだ。

インターフェロンの合成は温度が低いと反応速度が小さいので、使い切りの携帯カイロの利用が推奨される。それを当てる場合、前方ではまずいので、のどの後ろがいい。外から見えない方が体裁が悪くないという考え方から、首すじの襟に隠れる場所がおすすめである。

第三章

スカベンジャーが活性酸素を撃退する

❖活性酸素が体に与える害とは?

「エレクトロニクス」という言葉がある。これはむろん十九世紀にはなかった言葉だ。エレクトロニクスの日本語は「電子工学」といったところだろう。二十世紀になると、電子というミクロの世界の立役者が見つかった。そしてまた、その立役者を操作する技術、つまりエレクトロニクスが成立した。

先に量子力学という物理学の部門があることを紹介したが、その意味にまではふれなかった。量子とは、エネルギーの粒子につけられた呼び名である。

電子の世界はミクロの世界である。ミクロの世界の住民には、電子のほかに、中性子、原子、原子核、分子などがある。それらの粒子の動きを扱う理論が量子力学をつくっている、といっていいだろう。

活性酸素という名前だけは、これまでにも何度か触れているが、これは酸素分子の一形態である。とはいっても、この形態に属する酸素は幾種類もある。

活性酸素の特徴は、それが近くの分子から電子を奪いとる、という性質に見られる。こ

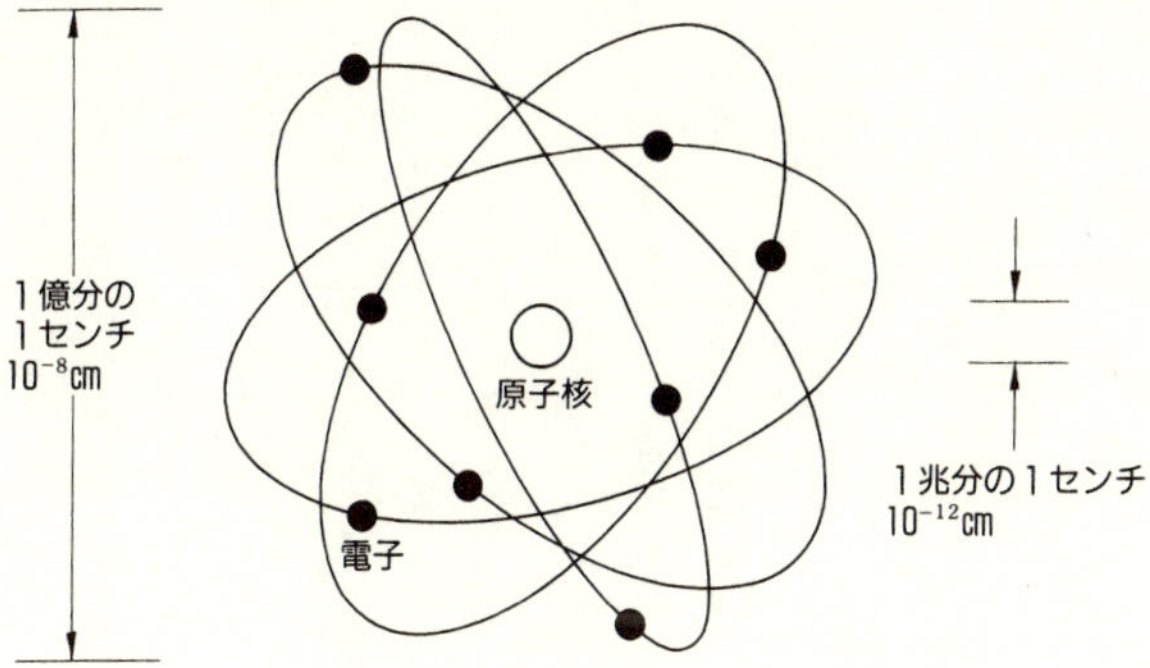

原子の構造

れに対して「電子ドロボー」というニックネームを私は与えている。

これも今日の常識だろうが、物質を構成する単位である原子の構造を見ると、原子核を中心として、そのまわりにいくつかの電子が回る形になっている。

それは太陽系に似ているが、異なるところが多い。電子は軌道上にいるが、その軌道は楕円《だえん》ではなく球面のような曲面である。そして電子の速度は決まっているわけではない。また一つの軌道には、原則として二個の電子がある。それらが、互いに反対方向をとって自転している。

われわれの体は原子でできているというよりも、分子でできているというのが適切である。というのは、ほとんどすべての原子は集まって分子の形になっているからだ。ここで電子は、原子と原子とを結合する役割を負っている。電子は原子をのりづけしているようなものだ。ここに電子の重要な機能がある。

活性酸素は電子ドロボーの名のとおり、電子をひっこ抜きにかかる。すると分子はガタガタになる。それが原子の結合を切ることになるからである。

電子の軌道には二個の電子が入れば安定するが、もしそこに電子が一個しかない場合、それはよそから電子一個を持ってきて安定しようとする。活性酸素とは、そのような電子一個が欠落状態にある酸素だと思えばいい。

軌道に入っている二個の電子は対《つい》になっているから対《つい》電子と呼ばれ、それが一個しかない場合は不対電子と呼ばれる。

一般に、不対電子を持つ分子を「ラジカル」ということになっている。活性酸素にはラジカルのものもあれば、ラジカルでないものもある。

私はなぜカゼを引かないのか

私がカゼを引かないのは、兆候があったらすぐに対策をとるからだ。

それではカゼの予防法は何か。これは前に書いたことだから、記憶の糸をたどってほしい。決め手はスカベンジャーだった。スカベンジャーとは活性酸素除去物質のことだ。

カゼを引きそうになったとき、鼻がムズムズするとか、のどがおかしいといった症状が現われるだろう。それは、そこに炎症が起きている証拠なのだ。

炎症を起こす物質は、じつは活性酸素である。そして、炎症が起きると活性酸素が出てくる。だから、活性酸素の除去がカゼ対策になるわけだ。そこで、スカベンジャーの出番となる。

自分のからだに正しい知識を持たなければ、健康にはなれない。これは二十一世紀が目前に迫った（当時）今日の言葉であって、活性酸素が万能の悪役であることが判明した一九八〇年以前にはありえない言葉だった。

情報は一つでも多い方が勝ちだ。これは私のつくった格言というところか。

一九八〇年代になると、活性酸素がほとんどすべての病気に関わることが明らかになった。ガンも脳卒中も心不全も、活性酸素抜きの説明は通らなくなった。

そういうことになると、活性酸素はどこでどうして発生するかが重大な問題になってくる。

まず断っておくことがある。それは、活性酸素がつねに害毒を流すとは限らないということだ。生体の合目的性の中で、これが利用される場合がある。

細菌などの異物が侵入すると、生体はこれに攻撃をしかけるシステムになっている。そのときの第一弾は好中球《こうちゅうきゅう》と呼ばれる種類の白血球だ。好中球は活性酸素を発射して細菌を殺す。そしてそれを食って自爆する。これが膿《うみ》だということをご存じだろうか。

断熱材として使われているアスベストの発ガン性がよくいわれる。これが吸気に混じって肺に入ると、マクロファージ（大食細胞ともいう）や好中球の攻撃を受ける。ところが敵は無生物だから一向に平気だ。そこで活性酸素の攻撃が休みなしに続く。その結果、この無数の電子ドロボーが肺の組織をつくる分子から電子を奪いとってしまう。もしそこにあるＤＮＡが被害を受ければ、遺伝情報に変異が生じ、ガンへのコースをたどることになる。

活性酸素の発生は、ステロイドホルモン（二九ページ参照）を合成するときや分解するときにも見られる。ステロイドホルモンには、コルチゾールの仲間の抗ストレスホルモンもあり、男性ホルモンや女性ホルモンもある。これらは合成と分解とを行なって、合目的性を達成するのに必要な濃度を保つシステムになっているのである。

このストレスと活性酸素との関係は、重要だから覚えておかなければなるまい。ストレッサーのうちには長続きするものがある。心労がそれだ。だから精神的なストレスは要注意ということになる。大量の活性酸素が持続的に発生する場合があるからだ。そのツケから逃れるためには、スカベンジャーの大量投与を続ける以外に方策の立てようのないことを銘記すべきであろう。

食品添加物がこわい、医薬品がこわいと思わない人はいないだろう。だが、これらがこわいのは、じつは活性酸素の存在があるからだ。この種の異物は肝臓の解毒作用の対象となる。その解毒作用がこわいのだ。というのは、解毒の過程で活性酸素が発生するからである。

この事実は、スカベンジャーを十分に摂っていれば、食品添加物もへっちゃらであることを意味する。私が無農薬野菜をありがたがらない理由の一つはここにある。

活性酸素は体内で発生するものばかりではない。大気中にも微量であるが含まれている。そして空気を圧縮すれば、その中に発生する。したがって、圧縮した酸素を吸入すれば、積極的に活性酸素を取りこむことになる。

オーツー・バーという名の酸素吸入のサービスがあるそうだが、これに飛びつくのは無学の連中ばかり、といっては失礼になるだろうか。

環境条件によって、体内に活性酸素が発生する場合がある。放射線や紫外線の照射がそれだ。ただし紫外線の場合、短波長のものがよくない。例のフロンガスによるオゾン層の破壊が環境問題の一つになっているが、このときできるオゾンホールを通過して地上にやってくる紫外線は短波長だ。

短波長紫外線やX線・ガンマ線などの放射線の照射を受けると、皮膚に含まれる水から活性酸素が発生する。そこで皮膚ガンの発生が問題となるのだ。

原爆がこわい、原発がこわいといわれるのは、活性酸素がこわいことに他ならないのである。

活性酸素の発生によって植物を枯らす農薬が広く使われている。その名はパラコートだ。この農薬は除草剤としても使われる。これは使用後にまったく毒性を残さないのが特長だ。

農家の人の自殺にはパラコートがよく使われる。パラコートのタンクを背負ったまま転んだために、これを浴びて死んだ人もいる。

生体の合目的性の保障のある起承の時期には、自家製のスカベンジャーがつくられる。けれども、それがストレスによって発生する活性酸素を除去するに足りる量であるかどうかが問題になる。

ここでまた生体の合目的性に思いをいたしてみたい。活性酸素が存在すると、グルタチオンという名のスカベンジャーのアミノ酸組成を担当する遺伝子が解読される。そしてグルタチオンの生成が始まり、活性酸素除去作業が始まる。

グルタチオンを構成するアミノ酸のうちに、システインという含硫アミノ酸がある。これを血中に保持するためにも、グルタチオンがつくられるそうだ。これを生体の臨戦態勢と見ることができるのではないだろうか。

じつは、スカベンジャー作用を持っているアミノ酸がある。メチオニン、ヒスチジンがそれだ。なお、メチオニンも含硫アミノ酸である。含硫とは硫黄を含むという意味だ。

呼吸によって取り入れられる酸素の一部が活性酸素になることは前にも記した。このパーセンテージは最高で10％といわれる。こういう知識があるのとないのとでは、寿命に差が出てくることは確実である。

そして、転の時期の活動にとってスカベンジャーの利用が重要な意味を持っていることへの注意を怠らないようにしたいものだ。

❖スカベンジャーを味方にする方法

草も木もおしなべて植物という生物は、どんな悪条件にさらされても逃げ出すわけにいかない。たとえ強い紫外線を浴びても、である。オゾンホールさえなかったら、短波長紫外線は絶対にこないかというと、そうではない。そこで、草や木の含む水から活性酸素が発生することは確実に起こるのである。

植物も生物なのだから合目的性を有している。それはつまり、主として葉の部分でスカベンジャーを合成しているということに他ならない。

植物体の持つスカベンジャーはじつに多彩である。よく話題になるカロチンがその一つ

酵　素	SOD（スーパーオキサイドディスムターゼ） カタラーゼ グルタチオンペルオキシダーゼ
ビタミン	ビタミンA、ビタミンC、ビタミンB_2、ビタミンE、 ユビキノン
アミノ酸	メチオニン、ヒスチジン、トリプトファン
食品成分	カロチノイド（βカロチン、キサントフィル） フラボノイド ポリフェノール（タンニン）
体内成分	尿酸、ビリルビン、女性ホルモン

スカベンジャーの種類

だ。カロチンの仲間をカロチノイドと総称する。カロチノイドはキサントフィル、カロチン、リコピンなどに大別されている。

カロチノイドはスカベンジャーとして働くばかりでなく、人体に入るとちぎれてビタミンAになる。だがヒトの場合には、強度のビタミンA欠乏がなければ、相当量のビタミンA変換は起きないといわれる。ということは、カロチノイドをビタミンAの代替と考えるのは非現実的ということだ。

なお、カロチノイドは黄色から赤までの幅広い色の範囲の色素であって、カロチンはニンジン、カボチャ、ミカンなどに、キサントフィルはサケ、筋子、たらこ、鶏卵などに、リコピンはトマトに含まれている。

フラボノイドも黄色・赤・紫系統の植物色素であって、有力なスカベンジャーである。分子構造の分かったものだけでも三〇〇〇種に及んでいる。

緑茶のカテキンは、ポリフェノールと呼ばれる化学物質群の一つである。これはタンニンともいい、渋味を呈する。ポリフェノールもスカベンジャーとして働く。ゴマもこれを持っている。

植物が合成する物質には、ビタミンC、ビタミンB_2など、ビタミンの仲間がある。これらにはそれぞれ役割があるが、どれもがスカベンジャーとしての作用を持っている。

ここに挙げた植物由来のスカベンジャーの中には、糖類と結合して大きい分子になっているものが多い。分子の大きさは、そこに含まれる水素分子の数で表わすことができる。これを分子量という。分子量六〇〇〇といえば、その大きさは水素分子六〇〇〇個分である。口から入ったものは消化されて小腸壁から吸収されるわけだが、分子量六〇〇〇以上のものは腸壁を通過しないので吸収されない。

そういう次第だから、例えばホウレンソウを煮て食べても、そこに含まれているフラボノイドは腸管で吸収されずに、排出されることになる。したがって、これに特別な処理を加えて分子量を小さくしなければ、人間様の実用になるスカベンジャーにはならない。そのような処理を低分子化という。

活性酸素はいろいろあるが、主なものは四つである。実際の場面では、どんな活性酸素がどんな環境にあっても、それに対してスカベンジャー作用を表わすことができなければ、役に立たない。例を挙げれば、ビタミンCは水の中の活性酸素に対してしかスカベンジャーとして働かない。また、ビタミンEは脂質の中の活性酸素に対してでなければ、スカベンジャーとして働かないのである。

お茶の効能は本当だろうか

私はなぜかお茶が嫌いだ。ついでにいえば、酒も嫌いだ。

酒が嫌いなのは、親ゆずりの遺伝だと分かるが、お茶の方はまったく見当がつかない。しいて言うならば、それが甘くないからだろう。紅茶ならいくらでも甘くできるから、好物の一つである。

同じお茶でも、焙《ほう》じ茶ならむしろ好きだ。甘党は渋い味が苦手だ、といってよさそうである。講演のためにフランスに行ったことがあるけれど、最初の一口でブドウ酒が嫌いになった。カテキンが多いとみえて、いやに渋いのだ。

お茶のカテキンは分子が小さい。だから腸壁からの吸収に問題はない。ただし、温度が高いと分子が結合して大きくなるので、吸収がむずかしくなる。だから、ぬるめのお湯でいれる方がいいということになる。

聞くところによると、玉露の消毒はシートをかけて一四回も行なわれるそうだ。これが半分の場合には、無農薬といっていいことになっているという。農薬が体内にあると、肝臓はこれを解毒する。この過程で活性酸素が出てくる。

物心のついたころ、私の家は茶畑の中にあった。初夏がくると母は茶の葉をつんで、ホイロとか呼ぶ大きな加熱装置でお茶をつくったものだ。父も母もお茶が好きだったようである。私は両親と違うのだ。

ところで近年になって、お茶の効能が宣伝されるようになった。毎日一〇杯以上お茶を飲む人は、飲まない人と比べてガンにかかる率が低いというような話が広まっている。それを聞いてガブガブお茶を飲む人が増えたかどうかは、誰も知らないのではないか。お分かりだろうが、お茶はカテキンを含むことによってスカベンジャーの一つになっている。ここでスカベンジャーの話を一歩進めることにしよう。

生体のつくるスカベンジャーは、例外はあるが、大部分のものが活性酸素に一騎討ちを挑む。分子同士の一騎討ちだ。つまり、活性酸素の一分子を除去するのにスカベンジャーの一分子が必要、ということだ。それは、スカベンジャーの分子数は活性酸素の分子数より多くなければならないことを意味する。

活性酸素がこわいことは承知している。そこでスカベンジャーを求めようとする。ここまでは分かるが、さてその一騎討ちの戦況はどうか。わが軍に勝ちめがあるといえるのか、これが問題なのだ。ストレスがある。ではお茶を一杯といったレベルの作戦で安心していることはできないのではないだろうか。お茶は一杯でいいのか、一〇杯でいいのかの判断は、その道の専門家でなければできっこないのだ。専門家だって、それは無理だと言うかもしれない。

私はどうするか。先に記したスカベンジャーの大量投与と決めこんでいる。

一九九五年の四月、私は友人と一緒に新幹線で浜松《はままつ》へ行った。そこの聖隷《せいれい》三方原《みかたはら》病院で催される「三三大学」と称する勉強会で、開講の挨拶《あいさつ》をすることになっていたのだ。

駅のそばで昼食をすませると、私たちはタクシーに乗った。ところが、その車が前を走るバンに追突したのだ。前方を見ていなかった私は、大きな音を聞いて何が起きたのか一瞬分からなかった。

私は脚を組んでいた。その膝が前の隔壁にぶつかり、鼻が助手席の枕にぶつかった。友人は腕と脛《すね》を前方の隔壁にぶつけた。

痛みのあったことは事実だが、それは一瞬にして去ってしまった。あっけない追突事故だった。

運転手は恐縮してわれわれに謝り、ぜひ病院へ行ってくれと頼むように言った。そして、バンを運転していた人との折衝に大童《おおわらわ》だった。だが、われわれは何ごともなかったかのような顔をして、タクシー会社さし回しの別の車に乗り換えた。そして、運転手のアドバイスに従ったつもりなしに無事に病院へ行った。この病院では、お茶の研究で知られる金谷節子《かなやせつこ》先生が出迎えてくれた。そして到着してすぐに出番がきた。

挨拶のタイトルは「二十一世紀の倫理」である。それは追突事故の話題で、ふくらんだものとなった。

次の日も大学の行事があるので、われわれはホテルへ行った。友人が念のために左のズボン裾《すそ》を上げてみたら、皮膚が切れて出血していた。包帯がないので、ありあわせの布で傷口をおおった。

ひと月ほどあとになって風呂に入ったとき、何気なしに右の膝に触った。すると大きなかさぶたがあった。これも追突事故のもの、と私は思った。

両方の車のボディがへこんだのだから、そしてバンの人の見幕がすごかったのだから、この事故は軽微とはいえなかったと思う。だが、われわれの損害は軽微だった。友人も脛や腕に少しアザができた程度だった。

私がなぜこんな話を持ちだしたのか、お分かりだろうか。

じつは私たちは、朝の行事としてビタミン類のほかにスカベンジャーを摂っていたのだ。その量が多かったおかげで、当然起こるべき炎症が完全におさえられたのである。炎症がなければ痛みはない、という命題がここでも発見された、という思いだった。

この朝、低分子複合スカベンジャーのかわりにお茶を一〇杯飲んでいても、事故の被害がこれほどまでに小さくてすんだことだろうか。この疑問に対して、私はノーと言いたい。

分子生物学によって生命の神秘は解明された

伝統的生物学の開祖はアリストテレスだった。それは、観察を方法とするものだった。その考え方は、一九五二年まで続いた。翌年、遺伝情報の担い手がDNAであることが解明され、DNAの基本的な仕組みが明るみに出た。この業績を上げたのは、イギリスの物理学者フランシス＝クリック（一九一六〜二〇〇四）とアメリカの生物学者ジェームズ＝ワトソン（一九二八〜）の両人である。そして一九五八年、クリックは分子生物学の成立を宣言した。この時点からわれわれは、生命現象が特有な法則によって説明されるものではなく、従来の物理学や化学の法則によって説明されることを知らされたのである。

アメリカの科学史家トーマス＝クーン（一九二二〜九六）は、科学の進歩はパラダイムの転換による、という新しい見解を述べた。パラダイムは文法上の言葉であったのだが、クーンはこれに「考え方の枠組」の意味を与えたのである。分子生物学の成立は、まさにパラダイムの転換であったのだ。

二十世紀の哲学者ウィトゲンシュタイン（イギリス。一八八九〜一九五一）は、「自分の世界の限界は、言語の世界の限界である」と言った。また、「言語の世界の外は神秘の世界である。神秘の世界について自分は語らない」とも言った。彼の師バートランド＝ラッセル（イギリスの哲学者、数学者。一八七二〜一九七〇）がこれを絶讃《ぜっさん》したというが、私もこれには参っている。

私はもともと生物学がきらいだった。高校では植物学や動物学を教わったが、どうにも興味をひかれなかった。

ウィトゲンシュタインが言語と言っているのは、井戸端会議の用語のごときものを指してはいない。論理の手段としての言語なのである。論理というものが学問の中にしか存在しないとすれば、ここで言語と言っているものは学術用語ということになる。こう考えれば、ウィトゲンシュタインの世界は学問の世界だということになる。西欧では学問のことを科学という。ウィトゲンシュタインにとって、科学以外は神秘の世界だからノーコメントということになる。

これはすっきりしている。至極明快である。だが彼がこの名言を吐いたとき、分子生物学はまだ世に出ていなかった。いまの時代、新聞の書籍の広告を見ると、念力とか神霊とかなどの言葉が出てくる。ウィトゲンシュタインはこんな言葉を口にしないだろう。私も同類だ。いや追随者だ。したがって無神論者ということになる。ウィトゲンシュタインが生きていたら、分子生物学の宣言をどんなに歓迎したであろうか。なぜならば、それはウィトゲンシュタインの世界を広げ、それだけ神秘の世界を縮めたからだ。

ウィトゲンシュタインの世界は論理の世界、知の世界である。その世界の拡張は万人の望むところだ、と私は言ってみたい。

分子生物学は、知の世界を未曾有《みぞう》の規模で拡張した。その意味で、ワトソン、クリック両人の業績は歴史上比類のないものといっていいのだ。

❖生活する者にとっての科学

偶然と必然という対比は、古代ギリシアから問題になっていたといわれる。これをタイトルとし、これを論じ、これを書物にしたのはジャック＝モノー（フランスの生化学者。一九一〇〜七六）である。そして『偶然と必然』は世界のベストセラー、ロングセラーとなっている。

私はこれまで少なくとも五回は、これの講義をやっている。場所は練馬《ねりま》の私の家だ。多分、三回目の講義をすませた頃だっただろう、私はわが国のレベルに合わせたものを書いてみたいと思ってそれを実現した。書名はこれと同じ『偶然と必然』である。

じつはこの本を扱っているうちに、フランスと日本との文化のレベルの相違に打ちひしがれる想いを禁じえなくなった。それが執筆の動機のすべてであった。

この大きなカルチャーギャップを埋めたいという発想は、殊勝といえるだろう。しかし実践となると、これは至難の業だ。結局、私の『偶然と必然』は、原著の格調を引き下げただけのものになったようである。しかし、目をつぶってこれをテキストとして、自宅の勉強会で使っているわけだ。原著に戻りたいと思うことも、しばしばである。

モノーの『偶然と必然』は、偶然が必然になったいきさつを説いている。DNAは偶然の産物であった。それが安定な分子となり、不変のまま親から子へ伝えられる。偶然から不変性が生じたことを、モノーは感動をもって伝えている。この不変性はとりもなおさず、必然と見えるではないか。

モノーはまた生体の合目的性を取り上げる。だが、合目的性成立についての分析は私のものとは違う。我田引水的な評価を許してもらえるならば、私の方が深いと言いたい。その実体は、モノーの原著と私の書とを比べてみれば分かるはずである。

私の生物学ぎらいは、分子生物学を知ることによって一変した。モノーが言うように、生物学は諸科学の中心にきたのである。私はこの高尚な科学を日常生活につなごうとした。分子栄養学はそこから生まれたものなのだ。

私は学者ではない。生活者である。生活者は分子生物学を生活者のレベルまで引き下げる。『偶然と必然』を書くについても、その方針を貫徹したかったのだが、それは一朝一夕に実現できるようなものではない。モノーに押しまくられっ放しのものになってしまった。そして日本文化の低さをつくづく嘆くのみ、という始末になったのである。

第四章

脳の使い方が健康を決める

私はいまだに発明家志望

わが家に電灯がともったのは、小学校三年の頃だったと思う。その家は田舎風の造りで、居間と茶の間との境に、幅が三〇センチほどの太い太い梁《はり》がわたされていた。

この家はそっくりそのまま小石川《こいしかわ》から練馬に移したので、大きな梁は今日でも見ることができる。そこには石油ランプが吊ってあった。四〇坪ほどの家で、夜の光源はこれ一つというわけだ。

その石油ランプの位置に電灯が吊りさげられて、明るい光がともったとき、私の感動は想像を絶するほど強かった。それはたった五燭《しょく》の電灯だったのに、である。五燭とはロウソク五本に相当する明かりだから、今日の照明用電灯とは比べものにならないほど暗い。しかし石油ランプのにぶい黄色の光を圧倒するに足りる光を放った。

父は中学の教師だったので、電灯がエジソンの発明であることを知っていた。そこで、その話を私にしてくれた。それが私の発明家志望に口火をつけたことになる。そして、その火は現在まで消えたことがない。

その頃、私の家に従兄《いとこ》が寄食していた。居候《いそうろう》というやつだ。彼は工手学校を卒業して東京帝国大学工学部電気工学科の助手をつとめていた。今日の東大の助手である。学校でも会社でも、不用品の廃棄処分というものがある。恐らくそういう処分物だったろうが、彼はよく小物の電気部品を持って帰って、私にくれた。ゴム被覆の電線や故障に近い電磁誘導コイルなどだ。

父は目が悪いにもかかわらず、大変な蔵書家だった。その本棚に『荒川電気工学』という立派な本があるのを私は知っていた。これは東大教授が学生のために書いた本だったろう。私はそれを読んでしまった。

林町小学校を卒《お》えて開成中学へ進むと、通学に要する時間が長くなった。巣鴨《すがも》の駅の近くから神田駿河台《かんだするがだい》までの間を歩くことになったからだ。時計がなかったので分からないが、四十五分ほどはかかっただろう。

当時の道路は舗装されていない。そのかわり自動車は通らない。考えごとをしながら歩いても安全である。通学の時間は、学校の勉強の時間でもあり、発明のための時間でもあった。こんな長距離を徒歩で通学するような同級生はいないので、私はいつも一人だった。それはメリットこそあれ、デメリットのない通学様式だったと思う。

発明家志望といってみたところで、少年の頭は単純素朴だ。新しいものを考えるというより、電車の電気回路を考えてみたり、蒸気機関車の機構を考えてみたり、という程度のものだった。だがしかし、私の頭が訓練されたことは確かだ。だんだんに新規な機械や装置を考えるようになったのが、その証拠といえるだろう。

このような時間の過ごし方は、一高入学によってピリオドを打たれた。父の失明によって一家七人の生活が、私の肩にかかることになったからだ。当時、年金というのは公務員だけのものだったから、父の収入はゼロである。ただ、前述の電灯の家のほかに貸家が一軒あった。一家はその貸家に入って、電灯の家の方を貸すことにした。

父は東京市にかけあって、私の奨学金をせしめることに成功した。さらにまた、当時あった片倉財団の奨学金を手に入れた。そのうえで私が家庭教師を二口か三口やればどうにかなる、というのが父と私との算段だったか、と今にして思う。

一高の入学試験の発表は六月だった。一学期が始まるまでには相当な時間がある。私は電柱の貼紙を見て、近所の町工場に臨時工として就職することにした。制服の金ぐらいは自分で稼ぎたいと思ったからだ。

そこは電球をつくる工場だった。じつは東大の助手をしていた従兄が友人を語らって、電球工場を経営していたことがある。その関係で、この業種には親しみがあったのだ。当時、電球の真空をつくるのに水銀を使っていた。その工程も、さらに真空にした電球に封をする工程もまことに面白かった。

「塩酸レモナーデ」と称する飲料を父がよくつくってくれたものだが、この工場には塩酸レモナーデに氷を入れたタンクがあって、それが自由に飲めるようになっていた。暑い夏の盛りには、それがじつにありがたかったことを覚えている。このときもまだ私の発明家志望は衰えていたとは思わない。

一高の一学期が始まったとき、私は工場の稼ぎで制服をつくることができた。当時の一高は全寮制だったが、私は片倉財団から金をもらっている関係上、そこの明道館という寮に入らなければならなかった。これは無料だから、家計はそれだけ助かったわけだ。ここから万年筆屋の家内工場に通ったこともある。

高校を出て大学に入るとき、私の頭には電気工学科があった。父はそのとき、発明家になりたいのなら物理学科がいいのではないか、と言った。父は哲学者だったから、カントが学問の手本としてニュートン物理学を評価していたことを知っていたのだろう。

私は理学部の物理学科に進んだ。だが、私の大学時代は発明家志望もへったくれもありはしない。午後は家庭教師、夜は夜学教師というありさまである。家庭教師をすませるといったん家に帰って、背広に着替えて市立の夜間工業学校へというスタイルが毎日くり返された。いわゆるハードスケジュールというやつだ。

東大の物理学科は世界の一流だとある教授は言った。だが、発明家志望の人間にとってはほとんど無意味だった。それで、午後の演習をすっぽかして家庭教師稼業に邁進することに悲愴《ひそう》感はなかった。

状況はどのようであっても、私の発明家志望はくじけなかった。そうして、五十代から六十代にかけての数年間、私は路傍の雑草のような花を咲かせることができた。

戦後まもなく知り合った友人に吉村イチさんという女性がいる。彼女は小原工学というガラス会社の社長秘書をしていた。社長は、山本有三《やまもとゆうぞう》（一八八七〜一九七四）の小説『路傍の石』の主人公のモデルとなった、秋田清という大人物であった。彼女がこの秋田さんと私との間をとりもって、私の発明家志望の実現をはかってくれることになった。具体的にいえば、秋田さんが特許関係の費用を持ってくれるということだ。

この時期に、私は何十という特許を取ることができた。特許権者は秋田・三石の両人である。その中の一つ、光ファイバーの束ね方の特許が売れた。そしてその頃、私の発明家志望は決定的な方向転換を迎えることになる。

つまり発明という行為を、何か具体的な構造物をつくることに向けるのではなく、抽象的な世界の中で何かを発見することに振り向けることになったわけだ。

そういう意味で、私の発明家志望は具体から抽象への転換をへて、いまなお健在だといえそうだ。

❖脳は二つの部分に分かれて対話する

哲学には存在論という領域がある。例えば神の存在とか、人間の存在とかを論じるものだ。

実存哲学では、ものの存在様式を三つに分ける。対自存在、対他存在、即自存在の三つである。

対自存在とは自己を対象化する存在といっていいだろう。自己を対象化するとは、自己の外に出て自己を見ることである。そういう放れ業は人間でなければできない。犬にもできないし、灰皿にもできない。

そこで、人間の存在様式は対自存在だとすることになる。これを実存という。実存の英語は「エグジステンス」だが、「エグジ」は外、「ステンス」は立つの意である。対自存在は、自己の外に立って自己を見る存在とすることもできるわけだ。

それでは自己の外に立つのは何者か。それは自己そのものでなければならぬ。だが、自己の体の外に具体的な自己があるはずはない。

それでは、どう考えたらいいだろうか。自己の外に立つものが、自己の分身であればいいわけだ。そこで、その分身を探せば、自己の脳ということにならざるをえない。

脳の一部が体外に出て自己の本来の脳を見る、とすればいい。脳の一部を本体から切りはなして外に置くことができれば話は簡単だが、それはよほど外科手術が進歩してもできない相談であろう。

だが、頭でこの問題を考えることはできる。脳は脳細胞という微小な細長い細胞から形成されている。脳細胞は電線のようなものでつながっているので、その一部を頭の外にズルズルと引き出すことは、考えのうえでは可能だ。

この抽出脳が、中に残った脳と対立すれば、自己が自己を対象化することができるわけである。それなら何も抽出脳をつくることはない。脳は元の位置におさまったまま、残りの部分と対立すればいいわけだ。

脳細胞というものは、原理的には自由自在の相互関係をつくることができる。だから、ここに記したような構図は簡単にできあがるのだ。脳のある部分は、同じ脳の他の部分とつき合うことができる、と考えていい。

脳は二つの部分に分かれて対話することもできる。相手を批判することもでき、同意することもでき、評価することもできる。それがすなわち、人間の脳の特性だ。そして実存の実体なのであり、対自存在の実体なのだ。

脳の特徴は、いくつに分けても独立に機能することができる点にある。極端にいえば、それぞれの細胞が独立して働くことができるのだ。この点で脳は他の器官とまったく違っている。手も足も、二つに分けたら両方とも働きを失う結果になるのではないか。

脳細胞の数は一〇〇〇億といわれる。これは世界の人口の二〇倍だ（当時）。これが独立して働くことができるのだから、脳の機能には計り知れないものがある、といってもいい。

❖パターン脳が高齢の芸術家を活躍させる

人間は言語を持つ動物である。言語のありかは脳に違いない。そこで仮りに、言語を保持し駆動する脳を、言語脳と名付けることにしよう。

知的障害という不幸な子供がいる。これの多くは、言語の記憶や操作の発達がふつうの子供より遅れている。知恵とは、言語機能を指していることを思わせるだろう。知能とは、言語能力の別名としてよさそうである。これは語彙《ごい》力といってもいい。

絵画というものについて考えてみよう。画家の脳はパターンの認識や記憶や操作を行なうことができるはずだ。幼児でもこれができることを考えると、この脳は言語脳とは違うことが分かる。これをパターン脳といっていいだろう。

言語脳とパターン脳とは同じものではない。なぜなら、知的障害の子供でも、おもしろい絵が描けるからである。

画家の山下清《やましたきよし》（一九二二〜七一）は有名である。彼は言語能力は低かったが、絵は上手だった。

一般に、人間は高齢になれば言語能力は落ちる。認知症はそのことの表現ではないか。だがここで、高齢になれば言語脳の能力は下がるが、パターン脳の能力は下がらないと考えてみたらどうだろうか。その仮定が正しければ、画家は認知症でもいい作品が描けておかしくない、ということになる。ピカソの晩年の作品がそれを想わせる。

音楽がパターン脳に関係するのは、もっぱら楽譜というものであって音楽そのものではない。

音楽そのものに関する脳は、大脳辺縁系ではないか。大脳辺縁系は古皮質と旧皮質とに分けられる。古皮質は生命脳と呼ばれ、旧皮質は情動脳と呼ばれる。どちらも情報を記憶するが、その記憶はほぼ永久に保持される。そして進化のレベルの低い動物においては、それらが主役になっている。

さらにまた、脳には小脳という名のものがある。これは下等動物にもあり、人間にもある。小脳の役割は運動の微調整だ。声楽家やピアニストなどの練習は小脳の担当である。

小脳は運動の微調整の型を記憶するが、そこでは言語脳と違って忘却が起きない。からだで覚えたものは忘れないという話があるが、これはそのことである。

音楽家は高齢になっても、演奏のテクニックを忘れないのだ。

要するに、最も進化した言語脳はデリケートすぎて、新しい記憶を追加するについても、記憶を保持するについても、記憶を再生するについても故障を起こしやすいということである。認知症は言語脳を中心として起こる現象だ、ということだ。

これに対して、進化の段階の低いパターン脳や小脳や大脳辺縁系は故障を起こしにくい。年をとっても機能の低下が少ないということになる。

画家、音楽家万歳、ということか。万歳は文字づらから分かるとおり、寿命の長いことを表わしている。

❖笑ってNK細胞を増やせば長寿になる

借金を返してホッとしたとき、そこに満足があるだろう。だが、楽しさはありそうでない。入学試験に合格したとき、そこに満足があるだろう。楽しさもあるだろう。電車の発車時刻にやっとのことで間に合ったとき、そこに満足があるだろう。だが、楽しさがあるとは限らない。

こんな例が何になる、と思われるかもしれない。ところが、これにはレッキとした理由がある。アリストテレスの幸福の条件を分析しているのだ。

彼は、幸福に生きる形の筆頭に、「楽しく満足して生きる形」を挙げている。そこで、楽しさと満足とが不可分のものであるか、不可分のものでないかを検討してみたいと思ったのである。

アリストテレスは両者を重ねている。このことは、両者が不可分でないと考えたからこそ二つを重ねた、という思考のプロセスを表わしている。「楽しく生きる形」も「満足して生きる形」も、アリストテレスにとっては分けることのできないものなのである。

では楽しいことの意味はどうか。これを生理的なものとするならば、さすがのアリストテレスも手に負えない。なぜかというと、それが解明されたのは二十世紀に入ってからのことだからである。

毎日ジョギングを続けていると、ちょっとけがをしても気がつかないからだになるそうだ。これは、ジョギングが楽しくなった状態における現象だと説明されている。

ジョギングというものを生活に取り入れた当初は、忍耐がいることだろう。それがいきなり楽しいものにはならないからだ。

だが、一週間、十日と続けているうちに、それが生活習慣の一部になってやめられなくなる。楽しいものに変化してくるのだ。

この状態のときに血液検査をしてみると、エンドルフィンというホルモンが発見される。エンドは「内部」を意味し、オルフィンはモルフィン（モルヒネ）の「フィン」を意味する。エンドルフィンが脳内モルヒネといわれるのは、こういうわけだ。

近頃、安楽死が話題に上るようになってきた。死にぎわの苦痛をやわらげるのには、モルヒネがベストの選択だということが常識になってきた。

医師はモルヒネを用意しているが、それをやたらに使うことはできない。厳しい管理の元におかれているのだ。

モルヒネは痛みをやわらげる。これに快楽を呼ぶ作用があることによる。楽しくなって苦痛がどこかへいってしまう、ということだ。モルヒネには、中毒患者を発生させるほどの威力があるといったらいい。

私が言いたいことが何であるかが、そろそろ気付かれる段階にきたのではないか。

ジョギングをすると血中にエンドルフィンが生じる。これがモルヒネ同様に快感を呼ぶということだ。

ジョギングは楽しい。カラオケも楽しい。これは生理現象としては同一のものだ。要するに、楽しいときには何らかの物質が出ている。いや、その物質が出ているから楽しいのだ。これがエンドルフィンだと仮定したのは、『脳内革命』の筆者だそうだ。ただし、私はその本を読んだわけではない。

だからアリストテレスは、たとえ満足があっても、満足物質が出てこないようでは、幸福に生きる形にはならないという説を述べていることになるのだ。

話は変わるが、生体にはNK細胞という名の免疫細胞がある。ガンの免疫療法などに登場する立役者だ。

NK細胞の本名は、ナチュラルキラー細胞である。キラーは殺し屋のことだから、ナチュラルキラー細胞は根っからの殺し屋といったらいいかもしれない。

この殺し屋の手口はすごい。ガン細胞やウイルス感染細胞を見つけると、そのどてっ腹にトンネルをあける。そしてその側面に何枚かの板をはめて、トンネルがくずれないようにしてしまう。

お分かりだろうが、これでガン細胞もウイルス感染細胞も一巻の終わりだ。大事な中味は流出するし、不要なものが外から入ってくるのでは、生命活動も何もあったものではない。

このありがたい働き者の殺し屋を大勢かかえることは、身を守る秘訣《ひけつ》といっていいだろう。

それには笑いが一番だそうだ。ただし、すきっ腹ではダメなことを大森隆史《おおもりたかし》氏は観察している。栄養的ストレス（七六ページ参照）が病気などの素地をつくるということだ。笑いというものは、きびしい顔をしていては出てこない。楽しくなければ出てこない。満足物質がなければ出てこない。

寿命を延ばすための条件の第一は、科学を知ることである。

寿命を延ばすための第一条件を知らない人では、代わって笑いが第一条件になる。

科学を知らない人にとっても、笑いがNK細胞を増やして寿命を延ばす働きをしてくれることは確かだ。

暇があったら落語のテープを聞くか、滑稽《こっけい》もののビデオをかけるかして笑ってみよう。

著名なジャーナリストのノーマン・カズンズは『笑いと治癒力』という本を書いている。彼は海外出張の過労から、一週間もしないうちに重篤な膠原病《こうげんびょう》にかかった。頸も腕も手も指も動かすのが困難になった。専門医の診断では、治癒の確率は０・２％だという。病名は強直性脊椎炎《きょうちょくせいせきついえん》とされた。

彼は文献をあさって、使われている薬の副作用を調べ上げた。そしてビタミンCの血中濃度が膠原病患者では低下していることを知った。そこで薬をやめ、ビタミンCの点滴を始め、滑稽な映画を見て笑うことにした。

すると八日目には手の親指を動かしても、痛みが感じられなくなった。背骨も全身の関節も火がつくように痛かったのにである。そして自然の眠りがもどってきたのだ。

❖脳は使うほど活性化し、記憶力が増す

テープレコーダーを回すとしよう。録音が目的だ。録音とは音声を記録することである。これを音声の記憶といっていい。

テープレコーダーは、電池につないでも、家庭内の配線のコンセントにつないでも働く。これは電気エネルギーで働くということだ。そして電池がなくなるとか停電とかの場合、当然ながらテープレコーダーは動かない。音声の記憶ができなくなる。

これは、録音にはエネルギーがいるということである。

ラジカセはラジオが聞けるが、これも電気がなければダメだ。録音の再生もできるが、これも電気がなければダメだ。要するに、ラジカセは電気エネルギーなしではお手上げになる。

エネルギーというのは人間が考え出したものであって、見ることも手で触ることもできない。つまり、これは人間の創造物の一つだから、人間の頭の中にしかない代物だ。

そういう人間の頭の中にあって、どこを探しても見つからないようなものを創造するとは、人間の脳は本当にすばらしい。その創造物が重要な役割を演じるのだから、たいしたものである。

エネルギーが創造物だということは、それが人間の言語脳のでっちあげという意味である。誰がでっちあげたのかといえば、それはヘルムホルツ（生理学者、物理学者。一八二一～九四）やマイヤー（医学者、物理学者。一八一四～七八）だ。両方ともドイツ人であって、日本人ではない。

彼らは物体の運動を研究した。石をぶつけられると粘土の壁はへこむ。この現象をどう理解すべきか。むろんこれは物理学上の問題だ。

石が壁を押したことは確かである。そのとき石は壁に力を加えたことになるだろう。へこんだということは、力が働いたということだ。石は壁に力を加え、その力が何グラムか働いた。その働きが壁をへこませた。これが彼らの考えたことである。

力には大きさがある。そして力が働いた距離の数値は分かる。そこで、力の大きさに距離をかけた量を考えて、これを仕事と名付けた。そして、石は壁に仕事をした、とする。

物理学上の仕事は、力とそれが働いた距離との積として定義された。そして、仕事をする能力を指してエネルギーを定義したのであった。

エネルギーとは仕事をする能力のことである。このことは中学の理科で習ったことだ。どうか思い出してほしい。

テープレコーダーを見ていると、テープが送られるのが見えるだろう。テープは動いている。そしてモーターが回って、それを引っぱっている。したがって、テープには力が加わって、その力の作用点が動いている。

このとき、テープに加わる力が三グラム重であり、テープの速度が毎秒二センチメートルだとすると、その力が一秒間にした仕事は六グラムセンチメートルとなる。これはただの掛け算だから、だれにも分かるはずだ。

これは仕事量の計算のやり方を示しただけのものだ。

このとき仕事をした主体は力だといっても、モーターだといっても、モーターの力だといってもいい。そしてまた、そこでは六グラムセンチメートルのエネルギーが消費されたということになる。

だがそれでは見方が浅い。テープレコーダーは電気のモーターを回しただけでなく、電磁石で磁力をつくり、その強さを音源の振動に合わせて変化させ、テープに磁気録音を行なっている。エネルギーはそこでも消費されているのだ。だから、一秒間のエネルギー消費は六グラムセンチメートル・プラスアルファということになる。アルファの量は電流と電圧との積で決まる。

テープレコーダーに電気を送らなければ、つまり電気エネルギーを供給しなければ動かないのは、エネルギーの消費がなければ作動しないということである。

人の脳だって同じことだ。エネルギーの供給がなければ動くはずがない。エネルギーの消費のないところに仕事はないのだ。つまり何事も起こらないのだ。脳についていえば、記憶することもできないし、記憶を再生することもできないし、記憶した情報を操作することもできない。これは頭が働かないということに他ならないのである。

ここに書いたことは、次のようなことを教えてくれる。

脳は十分な栄養なしに十分な働きをするわけがない。だが、年とともにエネルギーを供給するのは負担になるから、できるだけ怠けようとする。つまり、記憶するのはおっくうだから、それをやめにする。

こういう怠惰は中年以降の人間にありがちだ。エネルギーが余って、たえず動きまわっているような子供には絶対にありえないことである。

少し老成してくると、この頃は物忘れがひどい、などとかこつ人が少なくない。これは記憶をちゃんとしないために忘れたという場合が多い、というのが私の実感だ。覚えもしないでおいて忘れたとは、よく言えたものだ。

もし耳が痛いのなら反省してほしい。反省とは、自己の外に立って自己を見ることだとはすでに書いた。それを忘れるようでは、先が思いやられるではないだろうか。

記憶にはエネルギーがいるのだ。それも忘れたというなら何をかいわんや、と言わざるをえない。そうしたエネルギーを惜しんではいけない。

生体の合目的性という言葉があった。それを忘れては困る。そのことは脳にも当てはまる。脳を使えば脳細胞のエネルギー発生量は大きくなる。私はこれを脳の出力と言っている。自動車のエンジンの出力と同じ意味で、私は脳の出力を考えている。

エンジンの出力は負荷をかければ大きくなる。だが、それは無制限に大きくなるはずはない。これは生命のない無生物の悲しさのようなものだ。大きくなること自体が合目的でないのだから、当然なのだ。

しかし、人間の体は合目的性を持っている。脳が例外であるはずはない。筋肉が鍛えられるように脳も鍛えられる。負荷を増やしていけば、出力は増すのだ。生体はどんなに精巧な機械より優秀だ。合目的性と呼ばれる高度な性格が備わっているからである。

脳を怠けさせるな。この言葉を忘れてはいけない。

◆想像力を働かせれば、脳の出力は最高になる

個体差という言葉がある。個人差といったらどうか。あなたはそんなことを考えるのではないか。

個体差と個人差とは別概念だ。個体差には「体」がついている。これはからだのこと

だ。肉体のことだ。生体のことだ。つまり、個体差は生体における個々の差を指している。

個人差はこれと違って、「人」の字がついている。これは人間としての差を指している。個体差はいわば生体の物質過程の差であるのに対し、個人差は性格のようなものの差を意味するとしたらどうだろうか。

個体差は別の言葉にすれば体質差だ。カゼを引きやすいとか、頭痛を知らないとかいった形で現われる体質の特性のことだ。

私の分子栄養学は、個体差の栄養学といわれたり、状況の栄養学といわれたりする。古典栄養学が、万人に同じ量のビタミンをすすめたり、状況の差を無視して栄養素の量を決めたりする態度に対して、分子栄養学は別個の態度をとる。

どうしてそのような違いが生じたかといえば、古典栄養学が経験主義によるのに対し、われわれは還元主義をとるからだ。還元主義とはこの場合、分子生物学の理論に還元するというほどの意味としておこう。ここには、すでに述べたパラダイムの転換があったのである。分子生物学の成立は、生命現象に関わるすべての学問に対して、パラダイムの転換という圧力をかけたはずである。そのことに気付かないのが従来の栄養学だ、と私は言いたい。

分子栄養学による個体差の意味はこうである。生体の物質過程の個体差は、DNAの個体差からくる。そして、DNAの個体差は、タンパク質のアミノ酸配列の個体差となる。そこで、分子栄養学ではとくに酵素タンパクの個体差に着目する。

ところで、酵素には協同因子を要求するものが多い。分子栄養学で協同因子といっているものは、その酵素が活性を現わすためにそれと結合すべき因子を指している。そしてそれは主としてビタミンである。古典栄養学では、このような役割を持つビタミンを、助酵素・補酵素などといっている。分子栄養学でいう協同因子は、助酵素・補酵素を含んだものを指している。

酵素が協同因子と結合しようとするとき、それが容易である場合もあり、容易でない場合もある。この差は体質差の実体であって、分子栄養学では、ここに確率的親和力という独特の概念を導入する。これは、酵素と協同因子との親和力が確率的であるとの発想からきている。

ここではまず、酵素と協同因子との結合を考えなければならない。酵素と協同因子、例えばビタミンとの分子の大きさを比べると、前者は比較にならないほど大きい。したがっ

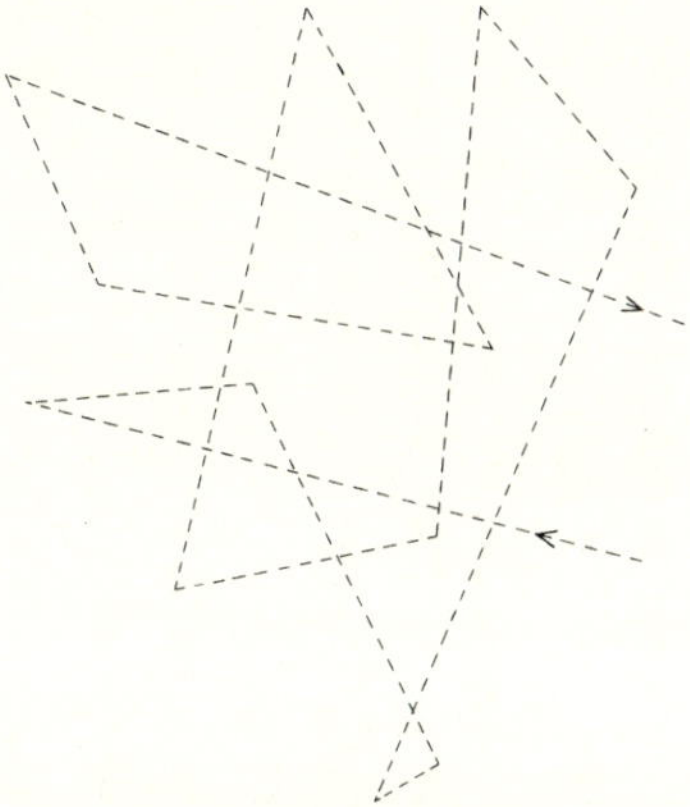

ブラウン運動

て両者の結合のために運動するのは、ビタミンの方である。だが、ビタミン分子にモーターがついているわけではない。したがって、これはブラウン運動によって位置を変えるのみである。

ブラウン運動とは、イギリスの植物学者ロバート＝ブラウン（一七七三〜一八五八）が顕微鏡下で発見した花粉の運動を意味している。そのとき、花粉はデッキグラスにのせた水に浮いていた。ブラウンはその花粉が生命あるもののように、まったく不規則にあちこちへ飛ぶように動くのを見た。これがブラウン運動といわれるものである。

この運動がどうして起こるのか、ブラウ

ンには見当がつかなかった。ブラウン運動の理論を発見したのは、かの相対性理論の発見で有名なアインシュタインであった。

ブラウン運動は、花粉に水分子が衝突することによって起こる。その水分子がランダムな運動をしていて、それがあっちからこっちから花粉にぶつかるものだから、花粉もランダムな運動をする。それがブラウン運動の正体である。

水分子はなぜランダムな運動をするのだろうか。すべての分子は温度に応じた速度で動くものだからである。それを熱運動という。

われわれは熱というものを知っている。熱がエネルギーの一態であることも知っている。では、熱の正体は何か。それは分子の運動なのである。分子の運動エネルギーが、すなわち熱エネルギーなのだ。だから、すべての分子はその温度に応じた速度で運動することになる。

固体の場合、分子は位置を決められているから、大きく動くことができない。そこで温度に応じた速度で、上下左右に振動することになる。液体や気体の場合、分子は自由に動けるから、一定の空間を飛びまわることになるのではないか。ブラウン運動は、水分子の熱運動によって引き起こされるものと分かったのである。

そこで、ビタミンがブラウン運動をするのに酵素がそれをしないのはなぜか、という問題にぶつかる。これはむずかしいものではない。花粉やビタミン分子は小さいので、水分子にとって的が小さい。それでめったにぶつからないから、ツンツンとミズスマシのような動き方をする。ところが酵素分子は大きいために、あっちからもこっちからも水分子がぶつかってくる。結局、それらの力がお互いに相殺することになるので、酵素分子はピクピクふるえることはあっても、位置を移動することはほとんどないといっていいのだ。

ここで、酵素分子についていうべきことがある。それは、酵素分子が協同因子の分子を受け入れなければならないということだ。言い替えると、酵素分子にはビタミンを受け入れるポケットがなければならないのだ。

酵素という名のタンパク質は、化学反応の担い手であって、それの対象となる物質を基質という。タンパク分解酵素、すなわちタンパク消化酵素を例にとれば、分解の対象になるタンパク質が基質ということだ。基質は酵素分子に受け入れられなければ、話は始まらないのである。そして、基質を受け入れるポケットは、酵素のポケットに協同因子がはまりこむまでは形成されないのである。

このような酵素をアロステリック酵素という。アロステリック酵素は、協同因子がポケットに入りこんだとき初めて活性を現わすのだ。むろん、酵素がすべてアロステリックであるのではない。だが、アロステリック酵素のことが分からないと困るのである。

この話を聞いて、生体の複雑さに驚く人がいるだろう。しかし、アロステリック酵素がなかったら、生体の合目的性はありえなかったと言わざるをえない。

ところで、この不思議なアロステリック酵素は、前に述べたモノー（一〇〇ページ参照）の頭から生まれたものである。実験観察から生まれたものではない。科学の進歩は人間の頭を抜きにしてはありえない、といっていいだろう。

そこでいよいよ酵素分子とビタミンの結合の問題となる。酵素分子はほとんど移動せずに一定の位置にいる。そしてビタミン分子はブラウン運動をしている。これは細胞内の話だから、ブラウン運動をする分子は多種多様である。その混乱の中で、ビタミン分子は特定の酵素の特定の位置にぶつからなければならないわけだ。これは偶然のチャンスをねらうことにならざるをえない。ビタミン分子は水分子につきとばされて右往左往しているうちに、目的地にたどりつかなければならないことになる。

ビタミン分子が酵素のお目あてのポケットに、首尾よく飛びこもうとしたとする。このときポケットの形が、ビタミン分子の形に不適合だったらどうなるか。ビタミン分子は酵素に見放されて、再び水分子にはねとばされ、迷子となってさまよい始めることにならざるをえない。

ここで私は、酵素のポケットの形がビタミン分子の形に不適合と記した。これは一九六一年頃の発想である。この還暦の年に、私の目が白内障であって数年で失明するだろうという診断を受けた。私は白内障がビタミンCの欠乏からくることを本で読んで知っていた。そこで、何で私だけがビタミンCの欠乏に陥ったのか、という疑問にぶつかった。当時、私の食卓には野菜がたっぷり載っていたからだ。ビタミンCの足りない食事をしているとは考えられなかった。

この疑問にぶつかり、頭をひねってたどりついたのが、この不適合のアイディアだったのだ。はっきりいえば、白内障に関わる酵素があって、それが私の場合にはビタミンCをあっさり受け付けない形になっているとして、その原因を説明しようとしただけのことである。

ここには酵素の形が人によって違うという発想がある。そのときすでに分子生物学は完成していたのだが、私はそのことをまったく知らなかった。戦後まもなく結成された私の勉強会でこの見事な論理体系に接したのは、かれこれ十年ほどあとのことだった。

とにかく私は、白内障の原因を酵素の立体形のせいにしてしまったのだ。ここにある個体差の問題を酵素の立体形に結びつけたのである。

酵素というものは球状タンパクと呼ばれるにふさわしい、糸くずを丸めたような形をしている。その球状タンパクは数百とか数千とかいう数のアミノ酸の鎖だ。その長い鎖がくるくるっとまとまって、球をつくったと考えられている。これをまとめる力はアミノ酸のものだ。ある種のアミノ酸はある種のアミノ酸にくっつこうとする。そういう力が長い鎖を折りたたんでしまったのだ。

ところで酵素の立体形の個体差の問題についてだが、これは分子生物学から十分に説明がつく。その鎖をつくるアミノ酸の配列はDNAが決めているのだが、そのDNAの暗号が一つでも違うものになれば、アミノ酸の一つが別のアミノ酸になる。そうすれば酵素の立体形が違ってくるはず、というのが私のアイディアだ。

ここで問題にする酵素の立体形を見ると、多くの人のものではビタミンCの立体形とぴったり合った形のポケットがある。ところが私の場合は、遺伝情報がちょっと違うために、ポケットの形が少しくずれている、というのがここでの私の発想だった。

とすれば、ポケットの形が今よりちょっぴり違ったとき、ビタミンCがそこに入りこむチャンスがありうるだろう、と私は考えた。

先に分子の熱運動を紹介した。その熱運動は原子も行なっている。酵素を組み立てる原子のすべてがランダムな運動を振動の形で行なっている。その結果として、ポケットの形が絶えずゆらいでいるだろう。そうであれば、ある一瞬にポケットの形が正常になることがあるのではないか。ちょうどそのとき、ビタミンCがそこにぶつかってくれば、ポケットにおさまるだろう。

実際にそんな現象があるのかどうか、私は知らない。ただ、このように考えれば、白内障問題が自分で納得できるというだけのことだ。これは発明家的な発想といえるかもしれない。とにかく、こういう具合にものを考えることは楽しい。それは構造物の発明よりも性に合っている。というのは、材料も工具も使うことなく、ひたすら脳細胞に発破《はっぱ》をかけるのは、何より人間らしい仕事だという実感が持てるからである。私の発明家魂がこういう方向をとっただけの話だ。

酵素とビタミンの関係をこのように考えると、それが結合する確率がきわめて小さいことになる。せっかくビタミンC分子がポケットにぶつかっても、なかなかうまくいかないのが私の場合なのだ。

私はその問題をクリアしたつもりだが、それがどんなものかということは、ここまで読んだら見当がつくはずだ。

想像をたくましくするという言葉がある。これは脳の出力を高める方法として最高のものではないか、と私は思っている。むろんそれが論理的なものであったときに、初めていえることではあるが。

❖栄養の摂り方に誰もが同じはありえない

古典栄養学はのん気なものだ。ビタミンCの所要量は一日四〇ミリグラム（現在は成人の推奨量一〇〇ミリグラム）と決めている。これは、誰でも、どんな場合でも一日に四〇ミリだけ摂ればいいという考え方だ。むろん決めたのは厚生省（現・厚生労働省）である。

十数年前（当時）のことだったと思う。ある雑誌の記者がビタミンについての見解を取材に来たことがある。そのときの雑談の中にこんな話があった。ある著名な医事評論家が、自分はアメリカの高単位のビタミン剤をあちら風に大量に摂っているが、そのことは雑誌に書かないでくれと言ったというのである。

ご存じかと思うが、前述したライナス＝ポーリング先生の影響があって（一五ページ参照）、アメリカにはメガビタミン主義の風が吹いていた。これはビタミン大量投与にメリットあり、という説である。そしてビタミンは補助食品という名目の商品になっている。わが国もアメリカに追随してこの方向に進んできたが、あちらよりだいぶ遅れている。しかも、気に入らないものについては下らない規制をかけるので、アメリカのように広い範囲の栄養素を商品化することが許されない。

そういう事情もあって、思うところある人は渡米のついでに補助食品を買ってくるという。もれ聞くところによれば、厚生省の役人の中には、口では自分たちが決めたビタミンの所要量を言いながら、その一〇倍、一〇〇倍の含有量のアメリカの製品を使う人がいるそうである。

先の医事評論家の態度も、厚生官僚の態度もいかにも日本的である。わが国は文化的には後進国なのだ。

じつは私はアメリカのビタミン事情を少しは見てきている。あちらで補助食品と称するものは、あくまでも食品だ。だから大根と同じ扱いだ。厳しいことなしである。

そういうわけで、私はアメリカへ行っても、ビタミンもプロテインも買ってこない。粗悪品がこわいからだ。

これまでに二回も登場を願ったポーリング先生は、普及のためには安くなければダメだと言っていた。私と同年で、どっちがあとに残るかの競争を暗黙のうちにやって、甲乙なしの感じでいたのに、彼はもうこの世にいない。これは彼の考え方にもよるが、常用するビタミンの質にもよる、と私は思っている。

それについての警告の手紙を彼に送ったこともある。私は彼には何度も会っている。その科学医学研究所を訪ねたこともあるのだ。ポーリング先生の分子矯正栄養学は、経験の産物であって、理論の産物ではない。しかし彼は私の『分子栄養学序説』を読んで、同感の意を示している。この本には英文がつけてあるから、彼にも読んでもらえたわけだ。

ポーリング先生のメガビタミン主義はビタミンCを中心において、多いときはそれを五〇グラムも飲んでいた。これは五〇ミリグラムの一〇〇〇倍だ。このビタミンは大量に摂るとラジカルになる。それは危険物だ。ビタミンEを十分に摂れば、その危険は回避できるはずなのだが、彼の場合、そのビタミンEの質にも吸収率にも問題があった。栄養的ストレスが起きていたのだ。それが前立腺ガンを発生させたのだろう、と私は推測している。

ポーリング先生は、奥さんもガンで亡くした。これもビタミンCの大量投与を実行した人だ。奥さんのガンは膵臓《すいぞう》を原発として、全身に転移してしまった。奥さんの死はポーリング先生の死より五年ほど前だ。そういっては悪いが、彼は前車の轍《わだち》を踏んでしまったのである。

ポーリング先生が一日に五〇グラムものビタミンCを摂取したのは、カゼを引いたときのことである。ふだんはそれより少ない。このことを指して、私は「状況の栄養学」と言っているのだ。ただし分子栄養学では全ビタミンを視野に入れ、状況を考慮して量を加減している。そして、同時に個体差を考慮に入れている。ポーリング先生は積極的に個体差に注目する態度をとってはいなかったようである。

彼の研究所で、私は質問をしたことがある。ビタミンCを大量に摂るのはなぜか、という素朴なものだった。そのときの答は、カゼや椎間板ヘルニアなどの病気をいろいろ挙げて、こんなに用途が広いから大量に必要となる、というものであった。

これが私の見解と大きく異なるものであることは、ここまでこの本を読んでいれば明白であろう。ポーリング先生も私もメガビタミン主義者ではあるが、それが異なるパラダイムの上に立っているとはおもしろいではないか。

ごく普通の生活の中で問題になる状況は、ストレッサーの出現だ。このとき副腎皮質は抗ストレスホルモンを合成する。この代謝はビタミンのEとCとを必要とするので、これの不足が起こりやすい。そこでそれらを大量投与しても、無難といえば無難である。これらのホルモンはやがて分解される。

だが、ステロイドホルモンは合成時にも分解時にも、活性酸素を発生する。そのことはすでに述べた（三〇ページ参照）。これの対策を怠るとまずいことになる。

現代の医学も栄養学も、個体差や状況を条件に加える習慣を持っていない。われわれはそのツケを各自で負わされている、といっては不当だろうか。

第五章　メガビタミン主義のすすめ

なぜビタミンを摂らなければいけないのか

料理の先生の言うとおり、ビタミンを含む食品はなかなか多く、それについての知識が少ないわけではない。例えばビタミンCが欲しければ、レモンもイチゴもあるのだ。それなのに、なぜ食品と別の形でビタミンCを摂るのだろうか。ビタミンCだけではなく、すべてのビタミンで同様な選択が起きている。なぜだろうか。

前章で、協同因子の例としてビタミンCを摂って、それと酵素との間の関係を論じた。酵素のポケットの形が少し狂っていた場合、そこにきたビタミンがうまくはまりこむ確率が一〇〇分の一であったとしよう。一〇〇回そこにぶつかって一回の割合でうまくいくという想定だ。

そういうとき、ビタミンの濃度を一〇〇倍にすれば、ポケットの形が正常の場合と同じ頻度で酵素が働くことになるだろう。分子栄養学では、ビタミン欠乏症を免れる方法がここにあると考える。そしてメガビタミンの理論的根拠をそこにおく。また、ここに挙げた確率を指して確率的親和力（一二六ページ参照）とする。そして、これらをパーフェクトコーディング理論と名付ける。

このような考え方をすると、特定の人間が、どの代謝、つまり化学反応においても確率的親和力が一であるとは考えにくい。誰でも、何がしか確率的親和力の小さい代謝を抱えているだろう。それは、いわば個体差における弱点となる。その弱点をカバーするためには、それに合ったビタミンの大量投与がいる。その弱点のありかが分からなければ、すべてのビタミンの摂取量を多くするに限る。それには伝統的な食品を摂っていたのでは間に合わない。

分子栄養学のビタミンに対する考え方は、このようになるのである。そして、これがわが「食道」の基本原理となる。

ポーリングさんの話に出てきたビタミンEについては、近年だいぶいろいろなことが分かってきた。そこで注目すべきことは、ビタミンEの各種のタイプのうち、Dアルファトコフェロールといわれるもののみが、ビタミンEとして振舞うという点である。

天然品にも合成品にもいろいろなタイプがあって、どれも腸管からの吸収はよくないが、吸収されたものはいちおう肝臓にたどりつく。そして、そのうちDアルファトコフェロールとDベータトコフェロールのみが、結合タンパクの助けを借りて血中に運び出される。そして、これ以外のタイプのものは胆汁に溶かして腸に捨てられてしまうことが発見されたのである。

Dアルファトコフェロールは小麦胚芽《はいが》、大豆、菜種などに含まれている。これらを絞って出てきた油を精製すると油粕ができる。その油粕からビタミンEは抽出される。

アルファ型とベータ型とは、その作用のうえで拮抗《きっこう》する場合がある。それを考えると、この二つのタイプを含む小麦胚芽油よりは、ベータを含まない大豆油の方がいいことになる。

ビタミンの中でよく問題になるのはAである。ビタミンAの過剰摂取がそれであるが、これは合成品の場合ではないかと考えられる。天然品はタラ、オヒョウその他の雑多な魚の肝臓に含まれている。合成品では天然品と同じ分子構造を持つものは3%にすぎない。

ビタミンAは血中にあるときには、結合タンパクと結びついている。ただし、低タンパク食の場合は、遊離の形でいることがある。これは中性洗剤と同じく界面活性を現わすので、細胞膜を傷害する恐れがある。

ビタミンCやB群など水溶性のものは、合成品も天然品も分子構造が同じだ。だから合成品の問題はとくに起きないと考えていい。

❖疲労回復の特効薬、ビタミンB_1

一九六一年に、家内が乳ガンの手術をうけた。そして家内と私とは以前からビタミンの大量投与を実行していた。きっかけは私の白内障である。

経口投与より注射が効果的と考えて、われわれはビタミンのB_1とB_2とCとを注射で摂ることにしていた。その習慣の中での乳ガン手術ということである。

執刀の医師は、腕の腫れる確率は80%だと告げた。ところが、腫れはまったくこなかったのである。

私の解釈はこうだ。腫れの原因は乳酸だろう。ビタミンB_1がその発生を抑えたのではないか。

われわれはビタミンの注射を毎日していた。その条件の下にスキーに出かけたのである。乳酸は筋肉の疲労物質とされているのだから、これの発生が抑えられれば、疲労の発生も抑えられるだろう。これが私の考えたことだ。

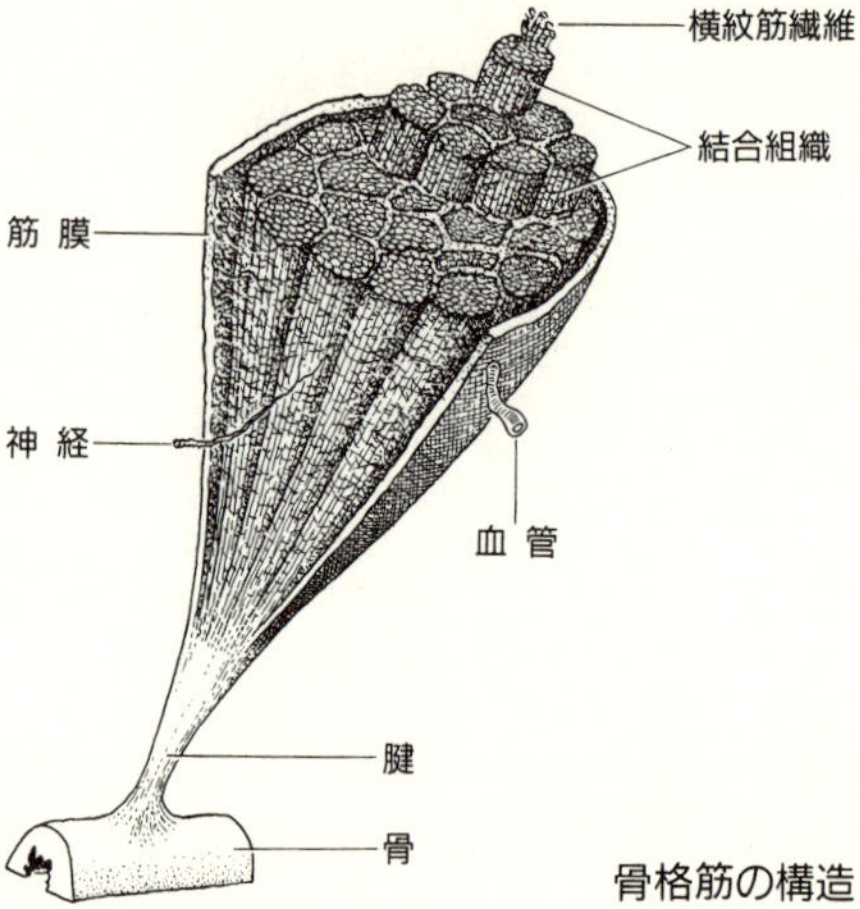

骨格筋の構造

長野の友人をその家に訪ねたときの話である。しばらくしてその夫君が帰ってきた。川原で大きな石を拾って家の庭まで運んできたのはいいが、慣れない重労働のために腕が動かなくなり、指がきかなくなっていた。当人は、そのうちに治るでしょうと言ってはいたが、しかめ面だった。

　私は医者でもないのに、注射道具一式とビタミンのアンプルを持っていた。そこでビタミンB_1を一〇〇ミリ、彼に注射してあげた。すると、五分もたつかたたないかの短時間で、症状はまったくなくなった。医師法違反の私は期待通りと、おっとり構えていたが、彼はびっくりした。けれども、彼はその後、ビタミンに興味を示すことはなかった。科学の理解は一朝一夕にはできないものなのである。

骨格筋に白筋と赤筋との二種があることはすでに述べた（六六ページ参照）。白筋は無酸素でエネルギーをつくり、赤筋は有酸素でエネルギーをつくることも記した。そして、無酸素過程では乳酸が発生することも解説した。

スキーでは瞬発力がよく利用される。瞬発力は白筋がそれを担い、持久力は赤筋がこれを担う。そのことを考えれば、ビタミンB1の摂取はスキーというスポーツに向いているといっていいだろう。

❖からだについて正しい知識があれば、病気にならない

病院はともかく、病気は誰にだって嫌われる。病気が好きな人がいるとすれば、それは医者だ。医者でなかったら、病院を建てて儲けようとする人間ぐらいのものだろう。

私は、いわゆる健康食品の製造販売を業とする人間だが、そうなったのは病気が嫌いだからである。私が健康な人を啓蒙《けいもう》しようとするのはそのためだ。けれども、病気になった

人は、じつは好きではないのである。なぜなら、その大多数は不心得者だからである。不心得者とは、科学を尊重しない人間を指している。科学を知らないということは、二十世紀を軽蔑《けいべつ》することだ。

極端な表現が許されるならば、病院は不心得者や何らかの被害者を収容するための施設といっていいだろう。何らかの被害者とは、交通機関、医療機関、環境汚染、犯罪、暴力などによる被害者を指している。普通の病院の場合、患者の半数以上は不心得者だといって過言ではあるまい。ここに不心得者の医師がいたとしたら、何をかいわんやである。

このような社会の現状を見る目は、至って冷静厳正なものでなければ価値がない。

ここでの問題は、こうした現状がどこからきたか、というところにある。社会はそれを是正する方向に向かわなければならぬ。責任の所在は、と問われるならば、答はわれわれ国民ということにならざるをえない。厚生省はそれを助長する役割を買って出ている。アリストテレスは「責任ある市民」という言葉を使っている。「責任なき政治」「責任なき市民」は困り者以外の何ものでもないのである。

ここに指摘したような現実は、日本文化の前近代性からきている。そのような状況の中では、認識はつねに怪しいものとなる。しっかりしろと官僚や政治家に向かって言いたい。いや、全国民に向かって言いたい。

私は病院へ行く習慣を持っていない。病院の待合室は老人クラブの様相を呈しているそうだが、私は老人クラブへも行かない。

私はいま（当時）洞爺湖《とうやこ》のサンパレス（現在は洞爺サンパレス　リゾート&スパ）という所に来ているが、それは病院ではない。ホテルだ。そこで私はテレビを見ないし、新聞も見ない。この原稿を書く仕事を持っているからだ。それは歴史参加の私の形であって、倫理的に疑わしいものではない。今のところ、病院には縁がない。行く必要がないからであって、嫌いだからというわけではない。

だからといって病院が好きだと思っているわけでないことは、ここまで読めば分かるはずだ。

私は病気も病院も嫌いだが、病人が嫌いだとは言わない。病人は気の毒な存在だ。それが不心得者であったとしてもである。病人というのは、アリストテレスの幸福の条件を満たすことが困難ではないのか。

私も、じつは病院に用事のない人間ではない。鉛中毒による重症糖尿病患者だから、血糖値の検査とインシュリン注射量の決定のために一週に一度は来るように、と病院から言われている。

一週に一度は私にとって大きな犠牲だ。だから私はだんだんに時間を置くようになって、現在（当時）では二、三年に一度にしている。

私が病院に行った最後は二年前だった。このときの測定では、空腹時の血糖値が二七四だった。先生は、前回よりだいぶ高いからもう一度くわしく検査しなければならない、今日は土曜日で午後が休みだから改めて別の日にくるように、と言われた。

空腹時の血糖値が高いのは分かる。だが検査をサボっていたために、いつからこんなに高くなったかは不明だ。結局、かなり以前から高くなっていたかもしれない。それで、そのまま何ともないのだから、当分はこのままでいこうと考えた。それっきり病院へはごぶさたしたままだ。

インシュリンは私にとって必要なものだ。私はこれを受け取るために定期的に病院へ行く。別に嫌な顔をせずにである。

ビタミンB1有害論とは

断っておくが、ビタミンB1有害論とは私のものではない。高橋晄正《たかはしこうせい》という東大の先生の論だ。彼はそれを一冊の書物として世に問うている。もっとも、三十年ほど前（当時）のことだ。

じつのところ、私はその本を読んではいない。その本の前に出版された、アリナミンに関する本は読んでいる。ただ、なにぶん昔のことで、内容をよく覚えてはいない。

高橋先生はまじめな啓蒙家であり、市民運動家であった。物療内科の人だから、医薬反対の立場をとっていた。厚生省がビタミンB1やアリナミンも医薬のうちに入れたので、これらの有害論を唱えることになったのだろう。

時期は古いといっても、私がメガビタミン主義を唱え、家内の腕の腫れや私のスキーのことを本に書いたあとの話である。要するに、ビタミンB1有害論は過去のものとなっていたのだ。

私はそのころ公害反対運動の旗をふっていた。そして高橋先生も似たことをやっていた。学校給食にリジンを添加するという、文部省（現・文部科学省）の指導を撤回させたり、豆腐に防腐剤ＡＦ２を添加する、従来の方法を撤回させたりする市民運動の指導的立場にあった。

幸か不幸か、彼の運動はすべて成功した。リジンについても、ＡＦ２についてもである。だが私は批判的だった。リジンについては、学齢期の年頃の子供にとって、リジンが不可欠アミノ酸だという事実があるからだ。反対の理由は、それが合成品だということらしかった。だが、このような単純な化学物質は、合成であろうと天然であろうと、分子構造はまったく同一であって、生理作用においても甲乙はない。リジン添加は科学上何の問題もないはずであった。

ＡＦ２は発ガンを疑われる物質であった。しかし一般に発ガン物質であっても、その作用の弱いものは恐るるに足りない。はっきりいえば、発ガンに至らないのである。これは近年になっての常識であるが、私はその頃からそう思っていた。ＡＦ２を使おうが使うまいが、豆腐でガンになる恐れはなかったのである。参考までにいえば、確実に発ガン性を持つ物質は、抗ガン剤と免疫抑制剤の二つしかないことが判明しているのである。

ところで、高橋先生と私とは図らずも同じ練馬の住民であった。私は練馬の公害として有名な光化学スモッグ事件をきっかけに結成された「練馬公害をなくす会」の会長におされていた。そして、私の糖尿病の原因をつくった、いわゆる「品電公害」や、大型放射道路である放射三六号線の反対運動に熱中していた。

高橋晄正さんは、新潟大学で増山元三郎《ますやまもとさぶろう》教授について推計学を学んだ出色の医学者である。その増山さんの令息で中学教師をつとめる人が、運動の中で私に接近してきた。

そのX氏によってわれわれ両人は、面識のないままにお互いの情報をつかんでいた。私の肝臓は腫れていると言われたこともある。私のメガビタミン主義は否定されていた。

高橋先生には将来の医療を考えた著書があった。それは、血液検査などのデータをインプットして、コンピュータで治療法を求めるというものであった。これも私とは全然パラダイムを異にする。

じつをいうと、彼が元気であるかどうかを私は知らない。私よりだいぶ若いのだから、健在の可能性はある。健在ならば、この本を読んでもらいたいものだ。

恐竜の絶滅がビタミンB_1の欠乏によって起きたと考える余地がある。つまり、ビタミンB_1がなければ、遺伝暗号の解読ができないのである。

❖ビタミンが体内に吸収されるには順序がある

「カスケード」という言葉は、生体の機能のいろいろな面で使われる。アラキドン酸カスケードがその例である。

私は白内障を発見されたとき、それをビタミンCの不足に結びつけて、いろいろなことを考えた。カスケード理論もその一つである。現在はこれを、カスケードモデルということにしている。ビタミンカスケードという名称の方が、その内容にふさわしいとも思っている。

白内障に関わる、ある一つの確率的親和力を小さいものと考えたことは前に記した（一三一ページ参照）。それを考慮に入れても入れなくても、カスケードモデルのアイディアの説明は可能だ。当時の記録がないので正確なことはいえないが、カスケードモデルの方が確率的親和力の着想より早かった。

まず、ビタミンCが口から入ったとする。それは血液に溶けて全身に運ばれるだろう。ビタミンCを要求する器官はいくつもある。卵巣、眼球、副腎、脳、筋肉と、ほとんど全身にわたっている。それどころか、全身のすべての細胞がＤＮＡの暗号解読のためにそれを求めている。

ここでビタミンＣの配給が行なわれるわけだが、そこに優先順位があるのではないか、それも、見掛け上の優先順位があるのではないかというのが、私がぶつかった第一の問題だ。そして見掛け上の順位は人によって違うだろう、と私は考えた。私の場合、眼球の順位がビリの方だろうと考えたのである。

そして、この発想を図式化する方法を見つけた。それが、カスケード理論とかカスケードモデルとかいわれる形になったわけである。

ところで、カスケードとは段々になった滝を意味する英語である。つまり、階段状に流れ落ちる滝のことだ。

滝といえば、川の流れの形式の一つなのだから、流れ落ちるものは水だ。ビタミンカスケードとあっては水では困る。ビタミンが滝となって流れ落ちるとする。頭の中ならどんなことでも許されるから便利だ。

さっき、段々の順位を取り上げた。そして順位が下になれば流量が減るとした。そのことは書かなかったが、そういう仮定があった。その仮定は、各段に孔《あな》があいていて、そこに水が流れこむとすれば成立する。

流れが水でなくビタミンであれば、各段での消費を仮定すればいいわけだ。ビタミンの量は、段々を下へゆくにしたがって減ることになるからである。

ビタミンCを例にとろう。ビタミンCを要求する代謝には、抗ストレスホルモンの合成、インターフェロンの合成、コラーゲンの合成、白内障の予防、頭の回転、活性酸素の除去……など、たくさんの項目がある。ポーリングさんはこの数が五〇以上あると言っている。

もし、段々の順位がここに記した順になっていたとすると、ストレスが強いとき、大量のビタミンCが第一段の孔に流れこんでしまう。そのために、下段の流量が少なくなる。ということは、カゼを引きやすくなったり、ギックリ腰になったり、白内障が進んだり、頭の回転が悪くなったりなど、下段に故障が起きやすくなるということだ。そのかわり、その当人はストレッサーに強いことになる。

順序を変えて、インターフェロンが最上段にきて、抗ストレスホルモンがその下にきたらどういうことになるか。その人は、カゼやC型肝炎などに強いことになるだろう。

こういうことならば、私の場合、白内障予防の段がビリに近いとすれば、納得のいく解釈ができるというものではないか。そして、これが私の頭に浮かんだ一つの構図であった。発明家の頭はこんな具合に働くものらしい。

このカスケードモデル上の順位がどうして決まるかという問題に、発明家としての説明がついたのは何年もあとになる。分子生物学の知見が身についた段階でないと、これは手ごわい問題になるのだ。

私の目の場合を例にとろう。そこでは、白内障予防に関係する酵素に対するビタミンCの確率的親和力を問題にし、さらにまたその親和力の小さいことを述べた。ここでは、その酵素の存在する場所へのビタミンCの供給量が、第二の問題になってくる。これが大きくあったとしても、利用率が低いから代謝の進行は遅い。そこが重大なポイントだ。この代謝はビタミンCのムダの大きい点に特徴がある。そのような代謝は進行しにくい。したがって、カスケードモデルの下位にくると考えることにする。

この考え方でいくと、確率的親和力の大きさの順序に段を並べることになる。だから、これは代謝効率の順序ということになってくる。それを確認してもらいたい。

そうなると、効率の低い代謝はますます不利になってくるように見える。

しかし現実の体内の状況を想像すると、血中ビタミン濃度はどこも一様になっているのであるから、このカスケードで、下の段のビタミンの流量が少なくなっているわけではない。結局、下の段へ行くにつれて、代謝レベルの下がることが流量の低下によって表現される、というだけのことになる。だから、これは錯覚をねらったモデルということになる。

結局このカスケードモデルというものは、本当は流量が次第に細くなることのない滝を細くなるように見せることによって、下へ行くほど代謝のレベルが縮小することを表わしたものといっていい。

このカスケードモデルは、錯覚を利用して理解を助けることになるが、これは便利だといって利用する人が多い。面目を施したといっていいのやら、悪いのやら、私としてはとまどっているところである。

❖オリゴ糖を摂れば野菜を食べる必要はない

聖隷三方原病院の栄養科長・金谷節子さんには先に登場をしていただいたが、ここでまたそれを願うこととなった（九六ページ参照）。私が野菜サラダなどを食べ残すのを見て、彼女は言ったのだ。

「ただの水ですものね」と。

野菜の成分は90％以上が水だ。ほかにビタミンのいろいろがあるはずだけれど、その量はけっして大きいものではない。それも鮮度や使った農薬などによって、大幅な差があるものだ。それをビタミンの給源だと思ったら、まず当てがはずれる。期待できるのは水ぐらいのものだ。これを彼女は心得ていたことになる。本当をいえば、これは現代の常識だ。

野菜には食物繊維があって、腸の調子を整えるのに効果があるではないか、という反問があるだろう。むろん、これは無視できない問題であるに違いない。だが、それについての私のコメントはこうだ。

野菜の繊維は主としてセルロースである。この物質は腸内細菌の栄養になるには違いないが、それは主として有害菌であって有用菌ではない。ウェルシュ菌などの有害菌は毒性のある物質をつくる。有用菌は他に栄養物がないときでなければ、セルロースを餌《えさ》にしないのだ。

こんなことが分かってみると、野菜の価値はますます怪しくなる。それで私は野菜の代わりに、フラクトオリゴ糖やガラクトオリゴ糖を摂ることにしている。

これらのオリゴ糖はハチミツなどに含まれているが、合成品が手に入る。そしてこれは人体と同じく有害菌にも利用されない。ということは、この物質が人間にとっても、有害菌にとってもノンカロリーということである。むしろ、これは有用菌にとって栄養になるのだ。私はこれらのオリゴ糖を毎日摂っている。それで、野菜は追放されてかまわないものになるわけだ。

野菜でなければ摂りにくいビタミンとして、葉酸というものがある。これはバナナに多いので、私はそれも毎日摂っている。例のヒトフードをつくるとき、プロテインと一緒にミキサーに入れてしまうのだ。

腸内細菌には有用菌と有害菌があって、赤ちゃんのときには前者が多く、年を重ねるにつれて後者が多くなるそうだ。そして、前者の代表がビフィズス菌、後者の代表がウェルシュ菌ということになっている。すでに記したとおり、それらは栄養物質について好みを持っている。どっちにも好まれるのはペクチンだろう。

ペクチンは果物に多い。そして果物のジャムに多い。ジャムの状態をもたらす主役はペクチンなのである。

腸内有用菌といわれるものは、ビタミンKなどを合成する。だからビタミンKを含む食品である大根やカブやパセリの葉っぱを摂らないでも、間に合っていることが多い。ビタミンKのKはコアグラチオンの頭文字であって、それは「血液凝固」という意味のドイツ語である。

新生児黄疸《おうだん》という赤ちゃんの病気があるのだが、これは腸内細菌の活動が不十分でビタミンKの自家生産ができないために生じる、といわれている。

おとといしか、先おととしか忘れたが、スキーに行っているとき血尿が出たことがある。これは初体験だった。便器が真っ赤になったのだ。これはビタミンKの不足だと私は思った。昔は注射用具一式を各種アンプルと一緒にケースに入れて持ち歩いていたものだが、運動量の少なくなった近年はそういうことをしなくなった。当時はビタミンKも用意していた。ビタミンKは菅平では手に入らない。東京に戻ったら早速これを飲むことにして、ゲレンデに出るのをあきらめてしまった。それでも血尿はずっと止まらないのだ。

私は血尿の量の多いことから、これが腎臓からくるものではなく、それより下流のどこかに原因があると考えた。それならば単純な性質のものだろうと判断した。つまり、野菜嫌いのツケである。

帰京の翌日は、本郷《ほんごう》の学士会館での勉強会だった。そのメンバーの一人に電話して、ビタミンKの錠剤を買ってきてもらった。それを会場に着くなり、早速服用してみた。すると、次の尿はもう無色透明になっていた。血尿はもう二度と見られなかったのである。

有機栽培の無農薬野菜というものがあって、珍重されているようだ。私はスカベンジャーを摂る習慣があるから、こういう野菜にはまったく関心がない。

ところで化学肥料を使うと、土壌に住む細菌が育たない。だが堆肥《たいひ》を使うと、細菌が増える。これは畑の土がふかふかになることでよく分かる。

この土壌菌は、空気中の窒素を固定して硝酸をつくる。これが植物に吸いあげられると、亜硝酸に変化する。そしてこの亜硝酸が魚肉のアミノ酸から発生したアミンと結合すると、ニトロソアミンという発ガン物質ができる、というシナリオが知られている。

こんな雑兵・発ガン物質がこわいと思うのは勝手だから、ここに大問題があるとは言わない。だが、この物語を聞いて、有機栽培野菜を敬遠する善男善女もいる。ついでにいえば、このニトロソアミン合成の反応はビタミンCによって妨害される。となれば、野菜にはビタミンCがあるのだから、ニトロソアミンの心配は無用のはずと思う人もいるかもしれない。しかし私に言わせれば、野菜の含むビタミンCへの期待は当てがはずれる。

ただし、これはメガビタミン主義者の言葉だから、気にしないと言われるならノーコメントだ。

❖タンパク質の不足が骨を弱くする

人の一生は棺をおおって定まるとか、人の運命は棺をおおって定まるとかいった言葉がある。一生か運命か、どっちだったか忘れたが、どっちでもかまわない。棺より骨壺の方がいいのではないかと思っている。骨壺の質や材料をいっているのではない。骨の量をいっているのだ。

ある著名なピアニストの場合、火葬場の係員がその骨の量があまりに少ないのを見て、「この仏は重い病気をなさいましたね」と夫人に言ったそうだ。仏さんは栄養不良で若死にしたのだった。なぜそんなことになったかというと、無類の酒好きで、酒がまずくなるからと昼飯ぬきの「食道」を守っていたのがまずかった。

私に言わせれば、これは低タンパクが原因だ。低タンパク食が貧弱な骨をつくったのである。骨はカルシウムがつくるのじゃなかったか、との反問があるかもしれないが、それは間違っている。骨の体積の四分の三はタンパク質だ。そのタンパク質を構成するアミノ酸の一つ、グルタミン酸を足場にしてカルシウムは結合するのだ。タンパク不足なら足場がないのだから、カルシウムも取りつく島がないではないか。

火葬場の係員が重病を想定したのは、こういうわけだ。飢餓はストレッサーの一つである。ということは、空腹を我慢するとストレスが起きるということである。そこで抗ストレスホルモンが合成され分泌される。これにはタンパク質を分解する働きがある。つまり、骨のタンパク質も皮膚のタンパク質も消えてなくなるということだ。そしてカルシウムの取りつく島がなくなる。骨の量が減る。火葬場の係員は、骨の専門家といってもよい。おそらく彼はストレス病を想定したはずである。

骨粗鬆症《こつそしょうしょう》という病気が、近年（当時）にわかにクローズアップされてきた。女性老人が増えた結果である。これに対する医師の方法は、カルシウムやビタミンDの投与であろう。それが理にかなっていないなどとは言わないが、分子栄養学の方法は高タンパク食のすすめと決まっている。この病人の骨はスカスカになっているといわれるが、原因はタンパク質の不足以外にはないといっていいだろう。よほどの偏食でない限り、多くの人が骨のタンパク質にくっつくだけのカルシウムを摂っているのではないだろうか。私がスキーで転んでも骨折しない理由は、説明するまでもないだろう。

きんさん、ぎんさんはなぜ小さいのか

この双子の名士は、本書に登場する資格を十分に持っている。いや、彼女らの起用なくしては物足りないといわれる恐れがある。

この両人が元気なこと、また小さいことを知る人は多い。けれども、なぜ元気か、なぜ小さいかを知る人は少ないだろう。その説明をここに試みることとする。

すでに書いたことのうちに、確率的親和力の話があった。どれかのビタミンの確率的親和力が小さかったとすると、そのビタミンを大量に摂らなかった場合、健康管理に失敗するということは了解ずみだろう（一四一ページ参照）。だから、メガビタミン主義をとらない限り、その人の寿命は短くなるわけだ。そして、多くの人の場合、それが当てはまる。

ひるがえって、この両人の場合、確率的親和力の小さいビタミンがなかったと考えなけ

ればならないのではあるまいか。多くの人は、どれかのビタミンの確率的親和力が小さいのに、それを知らないことによって寿命を縮めている、と私は思っている。これを体質の個体差の指標とすることは、先にも述べた。

このような考え方によれば、きんさん、ぎんさんには体質の弱点はないだろう、という判断ができる。むろんここでいう体質の弱点は、ビタミン必要量の大きいことを指している。だから、体質というものの定義をビタミンの必要量に結びつけていることになる。これは分子栄養学のポイントの一つだ。彼女たちは栄養的ストレスの小さい体質の持ち主なのである。

私はきんさん、ぎんさんのような体質の持ち主を、一〇万人に一人ぐらいと考えている。すると、この両人のような体質に恵まれた人は日本中に一〇〇〇人以上もいることになる。その人たちはビタミン、ビタミンと騒ぐことなしに、長寿を全うする可能性がある。

じつをいうと、すべての酵素が正常であるような人は地球上に一人もいない、というのが定説のようである。これは、確率的親和力がすべて一であるような酵素の持ち主はいないというように表現を変えることができる。分子栄養学的見方をすれば、ということだ。

きんさんもぎんさんも、地球上に一人もいないような体質の持ち主であるはずがない。とするならば、両人はメガビタミン主義をとれば、もっと健康になれることを示唆されているといっていい。

どっちみち、確率的親和力に対する検査手段はないのだから、寿命を延ばしたい人はどうぞメガビタミン主義を、ということになる。むろん食生活の基本にヒトフードをおいての話だが。

では、きんさん、ぎんさんの体が小さいのはなぜだろうか。統計によれば、三十歳を過ぎた人の身長は一年に〇・六ミリずつ縮む、ということになっている。それで計算すると、両人の身長は現在より四十五ミリほど高かったことになる。

では、身長が縮むのはなぜか。その答は簡単だ。骨が縮んだからである。

では、骨が縮むのはなぜか。タンパク質の不足が原因になっているということは、読者にはすぐ分かるはずだ。

両人の背中は丸くなっている。これもタンパク不足からきている。

いまのところ私はきんさん、ぎんさんの齢に追いつくことはできないが、やがていつの日にか追いつくことができる、と信じている。

早合点してはいけない。ここに書いたとおり、これは女の話であって、男の話ではないのだ。

❖「酒と女」の不思議な関係

いうまでもなく、女性にとってのキー物質は女性ホルモンだ。女性の本来の役割がすむとおなかが少しずつせり出してくる。これも生体の合目的性に基づく変化である。というのは、脂肪組織がホルモンの性転換の場になるからだ。

男性でも女性でも、量こそ違え、男性ホルモンと女性ホルモンを合成している。そして、男性は精巣で男性ホルモンを合成し、女性は卵巣で女性ホルモンを合成している。卵巣は妊娠という作業を終えた時点で女性ホルモンの合成をやめる。その時期が更年期と呼ばれるものだ。この時期に、ビタミンのEやCの血中濃度の低下がある。

そこでまた骨の話を始めたい。骨はカルシウムの貯蔵庫である。神経の伝達とか筋肉の収縮とか、カルシウムなしにはどうにもならない過程が生体にはいくつもある。したがって、カルシウムにお呼びのかかる機会はまことに多い。だからその貯蔵庫の管理は重要な意味を持っている。

われわれは貯金をおろすとき、必要な額よりいくぶん多く引き出す。それが人情というものだろう。骨におけるカルシウムの貯金も、同じようにいくぶん余裕を持って引き出される。これをカルシウム・パラドックスという。生体は合目的に運営されているというのに、これがそうではないからである。パラドックスは日本語にすると「逆説」になる。だから、ここには合目的性に対する逆説があるということだ。

つまり、このとき血中カルシウムイオン濃度は適正値を超えてしまう。この余剰カルシウムイオンは、腱、心臓弁、動脈壁などにおしつけられて沈着することになる。五十肩も心臓弁膜症も動脈石灰化も、これと無関係ではありえない。まさに逆説だ。

この骨組織からのカルシウムの遊離を抑制するホルモンとして、女性ホルモンやカルシトニンがある。女性の骨粗鬆症が閉経後に起こるのは、このような理由による。

さっき、女性の脂肪組織の機能としてホルモンの性転換を挙げた。ここで男性ホルモンが女性ホルモンに転換する。だからこそ、更年期以後の女性の肥満を合目的的な現象とみたわけだ。

では、この項に「酒と女」というタイトルをつけたのはなぜか。その答を、ここに記す。

ホルモンの性転換はアルコールによって促進される。その量はワインをグラスに一杯でいいらしい。淑女諸君よ。どうぞお酒を。

ローヤルゼリーは万病に効くのか

健康食品のようなものは、高価なそれに人気が集まるという。ローヤルゼリーがその例だろう。これは万病に効くことになっている。

京都のあるデパートで、ある人が結核に効くと店員にすすめられてローヤルゼリーを買った。ところが、病気は治るどころか悪化したという例が一つある。

十五年ほど前（当時）の夏の暑い日、京都から来たという弁護士が宅に現われた。ローヤルゼリー裁判の証人を引き受けてくれというのが用件だ。彼が言うには、ローヤルゼリーについての第三者の手による文献は、私の書いた『健康食・総点検』のみだという。原告人は前記の人物であって、この人がデパートを告訴したというのである。

この弁護士はローヤルゼリーについて克明に調べていた。そして、これで治療効果を上げるためには一日三万円をかけなければ無理、という計算までやっていた。また特筆すべき成分は、故緒方知三郎《おがたともさぶろう》（病理学者。一八八三～一九七三）東大教授がニセの老化の予防薬として推奨するパロチン様物質だけ、という評価もしていた。さらに、裁判によって争われるのは社会通念であって、学問ではないということを教えてくれた。

私は快諾した。裁判の現場に臨む機会はこれを逃してはならないと思ったからである。

私は指定の日、友人二人と三人で京都地裁に出頭した。そこには厳粛な空気がみなぎっている。弁護士は、証人台に立つとふるえる人が多いけれど大丈夫かと私に聞いた。そこで、面白半分だから大丈夫、と応じた。

裁判が始まってまもなく、「証人はローヤルゼリーを食べたことがあるか」との尋問があった。私が「あります」と応じると、「その理由を言え」ときた。そこで陳述をしたわけだが、これは廷内に爆笑の渦を巻き起こすことになって、緊張が一瞬にして破れた。

その陳述は「犬がいないから」というものだったが、それには解説をつけた。

私の居住する地区にYさんという中年の男性がいた。この人は大型道路反対運動の仲間だ。あるとき彼は、ローヤルゼリーの箱を持ってきてくれた。私が糖尿病患者だと知って、その見舞いの意味だった。私は「あなたは飲んでいますか」とYさんにたずねた。Yさんは「私は元気だから飲みません。年取った犬にやっています」と言われた。私はこの話を陳述したのだった。

❖魚のおこげはガンの原因にならない

中曽根康弘《なかそねやすひろ》という総理大臣がいた。彼はガン撲滅十年計画を立て、国立がんセンターを動員してガンの研究を推進したことがある。杉村隆《すぎむらたかし》総長（当時。現在は名誉総長）をキャップとするスタッフは、一九億円の国費をかけて、魚のおこげに取り組んだ。そしてそこに極微量の発ガン物質を発見して凱歌《がいか》をあげたものだ。それはトリプP、グルPなどのアミノ酸誘導体であった。

これらの物質によってガンを発生させようとすると、一日一トンのおこげを十年間続けて食べる必要があるという話になったのである。

こんなことは実現不可能であるに決まっている。とすれば、この研究には価値がない。これの真相は、国立がんセンター研究所の元生物物理部長・永田親義先生によって内部告発されている。

その後のことだが、NHKテレビが魚のおこげを扱ったことがある。そのとき、がんセンターのOBである児玉某氏が、出席者の質問に応える形で、コーヒーは一日六杯なら安全と言った。こんな話がどこをつっつけば出てくるのか。バカバカしくて話にならないではないか。

日本文化のこれほどまでのお粗末さはどこからきたのか、共に考えようではないか。そうかと思うと、水道水の含むトリハロメタンの仲間の発ガン性を指摘する人が現われて、浄水器の普及を唱えている。これもその発ガン性はとるに足らず、常識的な水道水の利用にまったく問題のないことは、先の永田先生によって報告されている。

これまでのところを読んで分かるとおり、確実な発ガン物質としてこわいのは、抗ガン剤と免疫抑制剤だけなのである。注意をその方向へ持っていったらどうか、と私は思う。

ワラビやゼンマイにはアンチビタミンがある

馬にだって、人間より賢いところがある。それはわれわれと違って、山菜を好んで食べたりしないことだ。山菜といっても、ワラビやゼンマイなどのシダ類の植物に限られているのだが。

これについて、第六感という神秘の世界を持ちこみ、馬をさげすんで、馬は下等動物だから第六感が発達しているんだ、などと言う人がいる。こういう逃げ道をつくるような言葉はやめた方がいい。じつは、鹿だってこんな毒のものは食わないのだ。

今度は私が勝手なことを言わせてもらう番だ。馬や鹿は第六感を持っているのではなく、逆に人間の鼻がきかなくなっているだけのことなのである。

われわれの遠い先祖の動物たちでいえば、かの恐竜がシダを食って腰を抜かし、そのまま死んでいった姿を目撃して、仲間の恐竜たちはシダを食うなという申し合わせをした。それが記憶にきざまれて、子子孫孫に伝えられた。その元はアンチビタミンB_1と呼ばれる二種の物質の匂いであった。馬も鹿もその匂いの記憶を保持しているというのが、私の勝手な推論なのである。

お気付きかどうか分からないが、ここには重大な仮説が二つも隠されている。一つは、恐竜の絶滅がシダ類を食ったことによるとするもの。もう一つは、記憶の担い手がDNAであるとするものである。

アンチビタミンと呼ばれる物質は、ビタミンを変質させたり、それと結合して水に不溶のものにしたりして、利用を阻害する物質のことだ。このようなアンチビタミンは、めずらしいものではない。医薬にもそれがある。

精神病の薬のクロールプロマジンは、ビタミンB_2のアンチビタミンとされるのがその例である。ビタミンB_1のアンチビタミンは、シダ類には二種も存在している。そして、淡水魚にもある。鯉の洗いはアンチビタミンB_1と一緒に口に入るのだ。

ビタミンB_1の欠乏症として有名なのは脚気《かっけ》である。江戸時代、地方の農家から出てきた若者が白米を食ったために脚気になり、実家に戻ると全快して、また江戸の勤め先で復職することができたという話が残っている。

江戸では白い米を食ったが、実家では玄米を食う。玄米には、その胚芽にビタミンB_1が含まれていたのである。当時、脚気は「江戸わずらい」と呼ばれていた。

今日われわれがシダ類を食っても、鯉の洗いを食っても脚気にやられないのは、ビタミンB_1の給源が食事の中に存在することによる。豚肉を食っても、ビールを飲んでも、ビタミンB_1は口に入ってくる。ビタミンB_1は別口でちゃんと摂るのが、今日の常識なのである。

さて、ワラビやゼンマイは、なぜアンチビタミンを持っているのだろうか。この答のヒントは、タバコやケシが与えてくれる。タバコの葉がニコチンを持っているのはなぜか。ケシの実がモルヒネを持っているのはなぜか。

この問題は別にむずかしいものではない。タバコもケシも虫に食われないために毒物を持っているのだ。

では、タバコやケシが防虫剤の研究をしたのか。まさかそんなことはない。どちらも偶然の産物なのである。

ジャック＝モノーは『偶然と必然』の中で生物の不変性を説いている。いや、DNAの不変性を説いている（一〇〇ページ参照）。

進化という現象は不変性の否定である。そして、それは宇宙線によると考えられている。宇宙線照射による活性酸素が、DNAに傷害を与えて突然変異を起こさせたということだ。

DNAの傷害は多くの場合、生体には不利である。それは死でなければ、奇形だ。だがそれは不利と決定したものではない。ミクロの世界に決定論はないのだ。不利でなくて有利とすれば、その実体は進化でなければならぬ。

二十世紀になって、バイオテクノロジーという新しい技術が開発された。それは遺伝子を特定の方向に変化させるというものである。

ところで、地球の長い歴史の中で、生物のDNAは宇宙線にもてあそばれてきた。宇宙線は、タバコにニコチンをつくらせ、ケシにモルヒネをつくらせ、シダにアンチビタミンをつくらせ、といういたずらをした。そして、環境に有利な形質を与えられたものは生きのび、それを与えられなかったものは亡《ほろ》びたのである。アンチビタミンを与えられたシダのみが生きのび、与えられなかったシダは亡びたということだ。

むろん、アンチビタミンを与えられたシダを食った恐竜は死んだ。結局、アンチビタミンのあるシダと、ないシダとが共存した時期はあったが、すべてのシダが毒を持ったとき恐竜は亡びることになった。

このストーリーは私独特のものであって、ウソかホントか分からない。恐竜絶滅の原因として、現在一番信用されているのは巨大隕石《いんせき》の落下である。このとき吹き上げた莫大《ばくだい》な量の土砂が空をおおい、日光をさえぎり、そのために多くの動物の生活が不可能になったという。

私は何もこの仮説がいやだから、別の仮説を出したなどというのではない。こんなことも考えられる、というだけのものである。

もう一つの仮説は、DNAを記憶の担い手とするDNA記憶説である。これは言葉だけは紹介ずみだ。その詳細は『脳細胞は甦《よみがえ》る』(祥伝社黄金文庫)にも書いてある。それは私の持論なのだ。

脳についての重要な課題は、現在何一つ解決されていない。これは世界最大の問題の一つとなっている。文部省は一五〇〇億円とかの予算を組んで、学者を駆り立てているようだ(当時)。

ここでも私はひとり勝手に、DNAが記憶の担い手であるとの仮説を立てている。馬がその子に渡すものはDNAのみだ。馬が生まれつきシダを食わないというのは、DNAに先祖代々の教えが記されているため、というのが私のアイディアだ。

馬も人間も、親に教わらずに子をつくることができる。その秘伝を記したものは、DN

A以外にないはずではないか。

分子生物学はDNAが遺伝情報の担い手であることを教えている。そしてその遺伝情報というのは、タンパク質のアミノ酸配列とされている。私は遺伝情報の中に、生きていくための教訓を加えたいのだ。それもDNAの中に入っているという新しい考え方である。それでなければ、生物の持っている合目的性の完全な説明はできない、と私は思っている。

この仮説の証人には、馬や鹿が立ってくれるだろう。

居眠りはビタミンB_1不足が原因

私は戦後しばらく、原稿書きに専念していた。一九三七年の日大のストライキ以来、学校教師という職業に疑問を感じていたからである。

戦争のさなかに、私は東大に招聘《しょうへい》された。使者は恩師竹内潔《たけうちきよし》先生である。私は器に非ずと固辞して、新しく創設された津田塾専門学校の理科の物理化学科で教鞭をとることにした。そこで私は終戦を迎えたわけである。

戦後になると、今日の新制大学が出発した。津田塾は大学になったが、物理化学科は金がかかるということで廃止となった。

私は教師を廃業し、原稿書きになって、結構忙しくやっていた。そこへある日のこと、竹内先生の訪問を受けた。副学長をしている清泉女子大学に来てくれとのことだ。以前に失礼したことがある関係上、また断ることはできない。そこでまた教員生活が始まった。

新制大学ではクラブ活動が重みを持っている。私は僻地《へきち》研究会と称するクラブの顧問におされた。私が僻地の研究者であったわけでも何でもない。

このクラブでは毎年夏休みになると、約一週間の僻地合宿をした。僻地の小学校と話をつけ、学童と生活を共にすることを通して僻地を知ろうというものだった。福島県の山の中の小学校で合宿をやったときのことだった。三年生か何かの教室で授業を見せてもらった。

子供は二十人ぐらいはいたが、その中に目立つ男の子がいた。その子は体が小さくて顔色が悪く、居眠りをしていると見えた。この子はエンセファロバチア（脳の病気）ではないか、というのがそのとき私の頭にひらめいた病名だった。これは第二次大戦のとき、日本軍によってシンガポールのチャンギ収容所で発見された病気である。

そこには数千名のイギリス軍の捕虜がいた。その中で、物忘れがひどくなったり、他の人の足を引っぱるなど、かつて経験したことのない故障が頻発した。そして、チャンギメモリーなどという自嘲《じちょう》の言葉までがつくられる始末となった。

このイギリス軍の軍医にクルクシャンクという人がいた。彼は軍医仲間と相談して、原因は主食となっている白米のおかゆではないか、という結論を出した。

彼が食事の改善を日本軍に陳情したかどうか、私は知らない。陳情したとしても、それを受け入れるような日本軍ではなかったはずだ。

戦いがすみ、故国に帰ってしばらくしてから、クルクシャンクは昔の戦友に呼びかけた。今度は実験だ。有志を何名か呼びよせて合宿した。そこでチャンギの食生活の再現を試みたのである。

この実験の結果は見事であった。全員が例外なしに、物忘れをしたり、人の足を引っぱったり、こっくりこっくりし始めたのである。

電車の中の居眠りは日本文化の特色であって、大きな戦争があったにもかかわらず、一向に改善されない。それには外国人ばかりでなく、沖縄から来た人たちも驚いている。さらにいえば、シルバーシートに若者がふんぞり返るのも、日本文化の特色だ。

　こうした居眠りの文化には山菜料理の貢献がないとはいえないだろう。決定的な対策は電車をなくすことだろうが、それはできない相談だ。

　日本人は誰もビタミンB_1が不足で、エンセファロバチアの患者だと言った人がいる。慶應義塾大学の林髞《はやしたかし》（大脳生理学者。一八九七〜一九六九）先生だ。ミステリー作家の木々《きぎ》高《たか》太郎《たろう》さんであった。

　私の僻地の経験は実りがあった。授業がすんで控室に戻ったとき、私は問題児について知りたいと思って、校長先生に問いかけた。その話によると、この子の家はいたって貧しく、春先にワラビやゼンマイを山ほど採って塩漬けにする。それが一年中のおかずだということだった。

　私はそれを聞いて満足した。だが、楽しいどころか悲しかった。でも私にはどうにもならないではないか。山の奥にはこんなことがあったのかと、心を傷《いた》めるばかりであった。私は僻地研究会の諸君にこの話をした。これはまさに僻地研究の成果であった。

　ところで、さっきのチャンギ収容所でのクルクシャンクの研究についてだが、これはビタミンB_1の慢性的欠乏からくる脳症がテーマではなかったかと想像する。それはエンセフアロバチアという命名から察せられるのである。

当時は知られていない事実だが、その後の研究は、ビタミンB_1が脳における神経伝達物質の一つであることを明らかにしている。このビタミンの欠乏は脚気を起こすだけではなかったのである。それは〝脳内破壊〟の引き金をひいたのだった。

第六章　健康医学者としての私

❖健康医学は私の趣味か

私は、アリストテレスにとりつかれた男と見えるかもしれない。だが、まったくそうではない。私は彼にかじりついているだけだ。アリストテレスは頻繁に引っ張りだされて、迷惑しているかもしれないのだ。

趣味という言葉が出てきたが、これについて彼がどんな考えを持っていたか、私は何も知ってはいない。ただ、彼の幸福論を思う。幸福の条件の一つに「楽しく満足して生きる形」があっただろう。あれを思うのだ。

そこで考えるのだが、いま挙げた条件にかなう現象を「趣味」と定義したらどうか、と私は思う。

趣味の種々相について考えてみると、ゴルフ、カラオケ、マージャン、囲碁、将棋、競馬、競輪、競艇、パチンコ、酒、カメラ、ビデオ、登山、ハイキング、ジョギング、ゲートボール、ダンス、音楽鑑賞、楽器演奏、コーラス、読書、釣り、ヨット、水泳、サーフイン、スキー、テニス、サッカー、料理、ボート、おしゃれ、おしゃべり、陶芸、絵画、彫刻、演劇、乗馬、書画骨董……と並べてみたらきりがない。どれもが趣味としての資格を持っているとはいえ、一人の人がこれの全部を趣味の対象にすることなどはありえない。

趣味というものは、えり好みのひどいものだ。ある人が夢中になる趣味を、別のある人は軽蔑する。そうかといって、趣味の価値に甲乙がつけられるとは考えにくい。

私は思うのだが、趣味というものは一般に対自的なものではないか、ということだ。私はカラオケに行ったことが二回ほどある。誘ったのはいずれも医者先生だ。それもカラオケに行こうと言われたのではなく、行ってみたらカラオケだったということだ。

そこで私の感じたことが一つある。それはカラオケには対他存在の要素がからんでいるのではないか、という点だ。うまいところを聞かせてやろうという気持ちがあったとすれば、それは他の評価によって自己の存在を確かめているのではないか、ということである。

趣味は対自存在のものではないか、と書いたが、対自存在こそが実存であり、人間存在の様式であるとする実存哲学の立場からこの言葉は出てきた。趣味というものは、対自的であって初めて人間的なものとして評価できるのではあるまいか。

サルトルは、対他存在の例として灰皿を挙げた。灰皿は他者から灰皿であることを認められれば結構という存在なのだ。つまり、趣味は灰皿であっていいのか、という問題がここにある。

趣味は幸福の条件であるということは、趣味があったらそれで幸福だということではない。アリストテレスは、加えて「責任ある市民であること」と、「哲学者、科学者であること」を挙げている。

この三者をそろえようとするとき、第三のものでつまずく人がいるのではないか。これについて私は読書を挙げた。そう考えると、読書を趣味とする人が他の何よりも幸福への道の近くにいるということになる（二六ページ参照）。

私の趣味は健康医学と見えるようだ。これによって楽しく満足して生きているとすれば、趣味としていいかもしれない。だが社会通念からすれば、趣味には遊びの要素が濃厚に感じられる。ところが私にとっては、健康医学も健康管理学も科学であって、遊びの要素のかけらもそこにはない。

またこれは、私の歴史参加の旗じるしでもある。それはすでに私という実存を離れた存在である。

ひるがえってみると、趣味にはここに挙げたカラオケの例のように、次第に対他的に変容するものが多いようだ。テニスも、碁も将棋も、ダンスもピアノ演奏も、ゴルフも、その仲間に入る。

気のすすまないのに誘われてゴルフコースに出ると、後ろを向いてボールを打つことに決めていた人物がいる。これはペニシリンの発見で名を知られるアレキサンダー＝フレミング（イギリスの微生物学者。一八八一〜一九五五）という人だ。第二次大戦の指導者の一人、イギリスのチャーチル首相の命を救った彼にとって、ゴルフボールが趣味の落とし穴にはまることは、あまりに瑣末《さまつ》な出来事に見えたのだった。

たぶん中学生の頃だったろう。父は私に言ったことがある。そしてその言葉は、今もなお耳の底に残っている。

信州佐久《さく》で寺子屋に通った時代、父は村に敵なしの碁打ちだった。何がきっかけだったかを聞いた覚えはないけれど、あるとき彼は悟った。こんなものに時間をとられていたら自分の一生は価値がない、と。

楽しく満足して生きる形は、趣味のカテゴリーに入れられるだろう。しかし、楽しく満足して生きる形のすべてが、趣味であるはずがない。それは、遊びの要素のない、幸福に生きる形が他にあることを示しているようだ。

日本語でいう遊びは、精神的緊張からの解放を意味している。ここからすれば、楽しく満足して生きるについて、精神的緊張のあるものと、ないものとがあることが分かる。

私の健康医学、あるいは健康管理学の場合、それが精神的緊張から発したものであるがために、趣味と見えても趣味ではないのである。

❖糖尿病に食事制限は必要か

私の糖尿病が発見されたのは、約二〇年前（当時）のことだ。自分で気がついたのではなく、まず姪に顔色の異状を指摘されたのが発端だった。それからまもなく、友人に私の口渇が指摘された。そこで糖尿病の先輩のS氏に相談した。私はその頃三つの勉強会に参加していたが、S氏はその一つのメンバーだった。

S氏はまず私の体重の低下を問題にして、現状はすでに棺桶《かんおけ》に片足をつっこんでいると言って、新宿《しんじゅく》の糖尿病専門の診療所を紹介し、そのアポイントをとってくれた。

診察にあたった女医さんは、食事療法の指示のあとで、降圧剤を出すと言った。ファーストチョイスの薬だから副作用の心配はないとの説明だったが、私はビタミンCを摂っているからと言って、それを強引に断った。血圧はそのとき二二〇くらいだった。

食事療法の講習会に家内をつれて来いと女医先生に言われ、私はそれに従った。

その後は毎週一回、血糖値と尿の検査のためにこの診療所へ通うことになった。毎回三〇名ほどが待合室に座っているのだが、その大半は眠りこけている。降圧剤の副作用だ。私はそれを断ってよかったと思った。

ファーストチョイスの降圧剤といえば、利尿剤だろう。だが、これで尿量を増やせば、血中の水分が失われる。その結果として血液が粘度を上げて、梗塞《こうそく》の恐れが生じる。だから逆効果だ。

私はこの毎週一回の通院の意味があまりないことを悟った。そこで知り合いの大塚第一診療所へ行って相談し、経口血糖降下剤を使うことにした。

薬をもらう都合もあるので、それからは二週おきぐらいに診療所へ行って診てもらった。新宿でも大塚でもお定まりの食事制限を言いわたされた。だが私は、それを全然やったことがない。医師の認めるところとならない、ビタミンやミネラルに運命を託したといっていい。

血糖降下剤をだんだん増やしていったのだが、二〇年ほど前（当時）についにこれをインシュリンの注射に切り換えた。その単位が次第に増えて、現在では一日三〇単位になっている。

私の糖尿病の特徴は頻尿だけで、それ以外に目ぼしいものはない。NHKの朝のテレビで「人には大事な所がある」という歌を流していたことがある。そのとき、私にもトイレという大事な所があるとの実感を得たものだ。だがその曲が気に入らなくて、いつもすぐにスイッチを切ってしまった。

私はカロリー計算なしの食事をしている。甘いものには目がない。ただし、タンパク質の摂取量の目当をつけない食事はない。良質タンパクの摂取量が毎日六〇グラムになるように注意を怠らない。体重は六一キロだから、このタンパク質の量は体重のおよそ一〇〇〇分の一にあたる。この数字は、私がさぐりあてたところのものだ。

空腹時血糖値が健常者の約三倍だから、私の糖尿病は重症の部類である。私の健康管理学によれば、栄養物質の必要量は代謝のレベルによって決まるのだから、糖尿病であろうとガンであろうと、大きく違うわけがない。だから食事制限はおかしい。

糖尿病には高血圧とか腎症とか網膜症とか、いろいろな合併症があるが、その主たる原因は活性酸素にあると考えられている。私は自分のつくったヒトフードやスカベンジャーを摂ることにしている。それに私のタンパク摂取量は、合併症を抑制するに足りているはずだ。

糖尿病と活性酸素との関係は直接的ではなく間接的である。ということは、血糖値が高いと活性酸素の除去が阻害されると同時に、新しい活性酸素の発生があるということである。

糖尿病であろうとなかろうと、活性酸素の体内発生は休むことがない。その対策として、生体はＳＯＤという酵素を用意している。血糖値が高いと、この酵素が不活化するばかりでなく、新しい活性酸素が出てくる。したがって、活性酸素の傷害作用は不可避ということになる。

血糖と呼ばれているブドウ糖の分子は六角形をつくっている。その六角形のブドウ糖分子は血中にうようよしている。ところがその総数の約０・３％は六角形の角の一つがくっついていない。開いているのだ。これを開環ブドウ糖分子という。これが悪さをするのである（四〇ページ参照）。

開環ブドウ糖分子は、カニのハサミのような道具を持っている。これにはタンパク質の分子にかぶりつく性質がある。どのタンパク質もやられるというのではなく、とりわけSODがやられやすく、次はガンマグロブリンである。

一万個のSOD分子がやられて働かなくなれば、一万個の活性酸素分子が大手をふるって悪事を働くことになる。そしてこれを取りおさえるのには、一万個のスカベンジャー分子がいる。そういうわけだから、スカベンジャーがたっぷりなければ、この問題は片付かないのである。

活性酸素が活性を持っていれば血管壁を傷めて、網膜や動脈や腎臓などに傷害を残す。そこから、網膜症や動脈硬化や腎症が起きてきて当然なのだ。

白内障には老人性のものもあり、糖尿病性のものもあるが、水晶体が不透明になる点では別に変わりはない。水晶体を構成するタンパク質をクリスタリンという。これが不透明なものに変化するのが、すなわち白内障だ。

糖尿病患者の血中には、開環ブドウ糖分子が多い。これがクリスタリンにかみつくと、不透明な状態になるということだ。

私は糖尿病になるより以前に白内障になっている。これは活性酸素による酸化だろう。

ガンマグロブリンは免疫抗体（病原体の感染に対応してつくり出す防衛タンパク質）である。ここに開環ブドウ糖分子がかじりつくと、これが働かなくなる。そのために、免疫機能の低下を招くことになる。そこで感染が起きやすくなる。

開環ブドウ糖分子は、赤血球の血色素ヘモグロビンにもかみつく。これを糖化ヘモグロビンという。糖化ヘモグロビンの割合が大きくなると、顔色が悪くなる。なお、ヘモグロビンもタンパク質である。

結局、私の場合、糖尿病対策として意識的に摂っているものはスカベンジャーだけである。加えて、前述したようにヒトフードを摂り、ビタミンのB_1、B_2、B_6、B_{12}、C、E、Aを摂っている。また、レシチン、オリゴ糖、カルシウム、マグネシウム、亜鉛を摂っている。

こういうものを摂っていれば、食事は勝手でいい。それに大きな期待を寄せてはいないからである。そしてこれが私の「食道」というものだ。

私の糖尿病はトイレが近いことを除けば、一つも問題はない。これはこわい病気とされているが、私はそう思わない。

私の糖尿病対策は普遍的なもの、と私は考えている。なぜならば、それは私のいう近代化された医学に基づくものだからである。何度も言っているが、病気の原因はミクロの世界のものだから、そこに決定論はない。それはすなわち、私の方法で必ずうまくいくとは限らないということだ。

私の糖尿病は前に記したように、鉛中毒からきている。そしてインシュリンの補給が一応の効果を上げている。そういうタイプの糖尿病が、私の場合なのだ。要するに、ここにはインシュリンの不足があるのみなのである。

糖尿病にはいろいろなタイプがある。インシュリンに不足はないのだが、インシュリンの受容体に問題があって、それを受容できないことによる糖尿病もある。この場合、インシュリンの投与では解決不能なのである。

❖胃潰瘍になったが、医者にもかからず完治

私の胃潰瘍《いかいよう》は新顔だ。三年ものだ。

九十一歳（当時）で胃潰瘍になったのだが、それはただ顕在化が遅かっただけで、もと

もと胃潰瘍の下地はあったのだろう、と私は思っている。ピロリ菌に感染したのは何十年も前のことではなかったか。

じつは胃潰瘍を自覚した時点では、ピロリ菌とそれとの関係はまだ何もいわれていなかった。そして、胃潰瘍という自己診断があって間もなく、このことが大々的に報道されたのである。これは私にとって幸運というほかない。

胃潰瘍のきっかけというものが、一般的にあるのかどうか私は知らないが、私の場合にははっきりしたものがある。

その年のある日の夜中、胸にこみあげるものがあってトイレに飛びこんだ。すると鮮血が便器を染めた。廊下を見ると、あちこちに血痕がついている。初体験なので私は驚いた。そして原因について思いあたるふしがないかと、頭の中をさがしてみた。ベッドの中で、である。

そのときの結論はこうだ。昼食のためのプロテインドリンクをつくるとき、一グラムほどの酸化マグネシウムを加えた。ミキサーの中の牛乳にプロテインやビタミンやレシチンやオリゴ糖やバナナや温泉卵を入れたところに、この白い微粉を入れたのである。これは客人を加えて四人分であった。だから四人は四分の一ずつを飲んだことになる。

私の推理はこうだ。酸化マグネシウムは微粉状だから、液体中でダマになりやすい。それで全量が一つのダマになって私の胃袋に収まり、その強アルカリ性が胃壁の一部を溶かして孔をあけたのだろう。三人の客人には何事も起きなかったのである。

これは私において一つの実験だった。私の製品の一つに酸化マグネシウムを添加する構想があった。その効果を体験することがねらいだった。

原因が分かっていることもあって、吐血騒ぎは一回ですむとばかり思っていた。ところが第二弾があったのである。

それは三カ月ほどのちのことだった。旅行中に義歯を折ってしまった。そこで宿舎で接着剤を借りて、その修理を試みた。接着剤から毒物が溶け出して、まずいことを起こす可能性もあるかと思い、それを湯の中で十分に煮沸した。義歯は元どおり口におさまった。

その翌日は日本平のホテルで研究所の勉強会がある。それをすませて一泊し、予定どおり帰途についた。静岡駅のレストランで昼食をとったのだが、まったく食欲がない。経験のないことだ。腹痛があるわけではない。胸のむかつきだけが自覚症状である。

東京の家に帰って、プロテイン中心の夕食をすませてベッドに入るまではよかった。ところが、マグネシウム事件のとき同様に何かがこみあげてきた。血液ではあるまいかと思っていたが、案の定の吐血だった。今度のきっかけは接着剤だろうと推測した。前の事件と同様、あとくされというものが全然ない。私はまだ胃潰瘍という診断をつけなかった。

だが、三カ月後にまた吐血を見た。それは熊本の講演会のときのことだ。私の講演が終わろうとする時点で、お定まりのこみあげに襲われた。そこで急いで演壇を下りて洗面所へ走りこむと、トイレの入口にあった洗い場のタンクを見て、そこに血を吐いた。これは服に汚点を残すスケールのものだ。ここで私は胃潰瘍の診断を下すことになった。

この問題で医師の門を叩いたことは、まだ一度もない。その後は吐血は一度もない。私の胃潰瘍は胸のつかえが専門だ。腹痛が起きたことはない。胸のつかえがひどいときには制酸剤を服する。それで症状はすぐに消える。

これはちょうど、ピロリ菌がマスコミに大きく取り上げられた時期にあたる。私は友人の医師を通じて、ピロリ菌退治の薬を手に入れた。

その三点セットの薬は効能あらたかで、一クールの投与で全治といわれているが、私の場合には、数カ月をおいて三クールをやった。このあたりでどうやら完治したらしい。血便がなくなったのである。

胃カメラによる検査を受けていないので、真相は不明である。いずれにせよ、私の胃潰瘍は生活の妨害になることはほとんどなかった。

❖公害といかに闘ったか

社会はつねに市民に向けて、「責任ある市民として生きる形」の存在を問うている。この問いを聞く耳を持っているかいないかは重大な問題だ。鋭い聴覚の持ち主に、この声が耳に入らない日はないだろう。

市民運動とか住民運動とかいうものがある。これは責任ある市民の存在を示すものといえる。私の関わった住民運動には公害反対運動もあり、大型道路反対運動もある。そしてどれにも実りはなかった。

市民運動には相手のある場合が多い。相手は資本でなければ権力だ。ところが市民となれば、情報も力も不足したうえに手弁当だ。だから市民の勝ち目はほとんどゼロである。だが、勝敗の計算抜きで闘うのが、責任ある市民のあり方ではないのか。

私の居住する区は東京の練馬区である。十数年前のこと（当時）、光化学スモッグ事件というのが石神井《しやくじい》南中学校に突如発生した。光化学スモッグに襲われて、数名の中学生がバタバタ校庭で倒れたのである。これは予想もされない空前の出来事であった。

このとき、被害者を中心とする地区住民の集会が持たれるという新聞記事を見た私はそこに参加し、熱気あふれる市民の気迫に接して感動を覚えた。会議の中で「練馬公害をなくす会」の結成が行なわれ、会長を決めることになった。そして私が指名を受けた。

私の家は、事件のあった石神井からはかなり遠い。電車に十数分も乗ってから徒歩何分という位置にある。その集会はその地区の住民のものであって、他の地区からきた人間は私一人しかいない。私が会長におされた背景にはその件もあり、年輩であり、勤め人でないこともあったろう。私がこれを辞退するようでは、責任ある市民とはいえないことになる。

石神井公園の近くに、学校形式の教室を持つ塾の先生がいた。彼は集会の会場にその教室を提供してくれた。ここにも責任ある市民がいたわけだ。参加する人の多くは、被害者の親たちだった。後遺症のため医者にかかっている中学生が少なくないのだ。

この公害事件では、加害者の特定はできない。石神井地区には大きな池があり樹木も多く、その気温は周辺よりも低い。京浜地区の排ガスなどが上空の風によって石神井地区の上まできて、地上の低温による下降気流に運ばれて下りてきたものがオキシダントを含んでいた。そういう発生のメカニズムが想定されていた。オキシダントは酸化力の強いガスであり、排ガスなどが日光の照射を受けて分解した生成物である。

光化学スモッグ警報は、その後かなりひんぱんに発せられたが、とりたてて騒ぐほどの被害はあまりなかった。そして、重篤な患者も一様に症状が軽くなった。

集会は毎週、定期的に持たれていたが、出席者は回を重ねるごとに減ってきた。自分の子が元気を取り戻せば、それでよかったのである。むろん、被害者と直接関係のないメンバーもいて、その人たちの出席率はよかった。責任ある市民などというものは、ザラには見あたらないものなのだ。

その頃、ごみ処理場反対という住民運動があった。自分の家の近くにそんなものができては困るというものだ。ごみ処理場は必須の施設である。それが自分の家の近くにできては困る、よその家の近くならば文句は言わないというのは地域エゴというものだろう。こういうのを責任ある市民ということはできない。

光化学スモッグ問題が下火になりかけたとき、新しく品電公害というのが私の居住地区に起きた。

公害の原因となったこの工場では、電線の被覆ビニールにステアリン酸鉛やカドミウムを添加する作業をやっていた。そして、それらを入れた袋を燃やしていた。煙突のあるところで燃やすこともあったが、路上でやることもあった。とにかく袋を燃やしたものだから、鉛やカドミウムが空中に舞い上がって、広い範囲に降り注ぐこととなった。それが品電公害と呼ばれる鉛公害の内容である。

この事情を調べて地域の住民に告知したのは、日本共産党の地区委員会であった。なにぶん私は「練馬公害をなくす会」の会長である。この話は、時を移さず私の耳に入った。

品電公害の実態の解明と、その対策のための第一回の集会は私の家で持たれた。そこでは被害者の声が大きかったのだが、いちばん先鋭な態度を示していた二人の女性は、第二回の集会には姿を見せなかった。責任ある市民もへったくれも存在しない場があるのだ。

近所の小学校で大集会を開催することになった。ところが、当日になって会場を貸さないと言い出した。急いで代替の会場を探したのだが、結局、参会者の多くはとまどって四散し、大集会は流れてしまった。そしてついに鉛公害は根も葉もない事件であるとの公式発表に、区当局は踏みきった。自民党にも区役所にも責任ある市民などはいないようだ。

「品電公害の会」はそれと逆だった。手分けをして、生け垣の葉の上につもったチリを集めて分析に出す、住民有志の爪や毛を集めて分析に出す、というような仕事を始めた。いわゆる状況証拠の収集である。

われわれはついに、生け垣のチリにも、住民の爪や毛にも鉛が含まれていることを確認した。それで、鉛汚染のひどい者が氷川下《ひかわした》診療所へ行って、診察を受けることとした。氷川下診療所には、全国でも数の少ない鉛中毒の専門医がいた。この山田正夫《やまだまさお》という先生を、私は雑誌『科学』で知って、以前から注目していたのであった。

山田先生の診断の結果、私も家内も鉛中毒にやられていることが確認された。家内はそのとき、血糖値は七〇、血圧の高い方が五〇であった。私の血圧の高い方は二二〇であった。どれもが健常人のものではない。

そこへ診察を受けに行った連中は、その日からブライアンという薬の静注を受けることになった。静注は週に一回で、一〇回が一クールとされた。家内は腕の静脈が深くて細く、静注が困難だった。それで、家内は一クールでやめてしまった。ブライアンという薬はいわゆるキレート剤の一つで、体内の鉛をカルシウムと置換する効果を持っている。

私は親しい医師に頼んでブライアンを取り寄せてもらい、また静注もしてもらった。結局、私は家内の十倍量の注射をしたわけだ。検査をしないから不明だが、私の体内からは大部分の鉛が追放されたことだろう。そして私の糖尿病は、鉛の置土産《おきみやげ》ということになるだろう。

大型道路が公害の発生源であることは、つべこべ言わなくても分かることだ。その意味で、大型道路反対運動は公害反対運動の一つになる。私は放射三六号線反対運動を行なった。この時期は品電公害の時期と重なっている。

当時の私は、住民運動に明け暮れしているといっていい毎日だった。品電公害の会は私の家でやったが、道路反対の会は別の家であって、メンバーの重複はなかった。道路予定地は鉛公害地区と離れていたためだったろうが、要するに責任ある市民の存在に帰着するといってよかろう。

大型道路反対運動では、都庁の大講堂で当時の美濃部《みのべ》知事と対話集会を催したことがある。私が学者知事とわたり合ったことは、光栄ある想い出となっている。この人はやはり責任ある市民であった。

私が公害と闘ったのは、四日市《よっかいち》、水俣《みなまた》、阿賀野《あがの》川などに公害事件が続発した時期に一致している。その後は公害問題として目ぼしいものはなくなったかに見える。公害が地球規模化して、見えにくくなったためと言っていいのかもしれない。

こうなると、責任ある市民の目は鋭さを増幅しなければならぬ。いや、地球上のすべての人が責任ある市民となって、目の鋭さを増幅せねばならぬ。

厳しい見方をする市民は、地球の環境破壊はすでに絶望的段階に達しているという。この元になっているのは公害である。

寿命は自分で延ばせるとはいえ、環境破壊が進めばそれもままならぬ。全人類が責任ある市民にならない限り、やがて寿命は延びるのではなく縮むことにならざるをえない。

全人類が責任ある市民になることが望めないと分かったとき、地球の運命は定まるのである。

この問題について、私は『21世紀への遺書』(立風書房)を書いている。また品電公害については『鉛が人間を呑みこむとき』(『三石巌全業績』、現代書林)を書いている。共に一般書店では入手不可能だが、『21世紀への遺書』はメグビー(電話〇三―三二六五―〇三一四)に若干の在庫がある。

ラジオは放送大学がおもしろい

宅の勉強会に来ていた慶応の大学院生に、私は雑学屋だと言われたことがある。だがこれは三十年も前（当時）のことだから、私はまだ雑学屋として一人前ではなかった。雑学屋としての私の面倒をみてくれたのは、何といってもＮＨＫラジオの放送大学だ。私の書斎にはベッドが置いてある。それは夜間用ではなく日中用だ。仕事をしていて、ちょっと一息入れたいときのためのベッドだ。

そのベッドにはラジオが置いてある。それは、放送大学に周波数を合わせてある。だから、スイッチをオンにすれば放送大学が聴けるわけだ。おもしろければ続けるが、つまらなければすぐオフだ。

率直な感想を述べると、近来その質が悪くなった。大学でこんなことをやるのかと、がっかりするような講義は以前にもあったが、今日ほどひどくはない。私は放送大学を卒業した気はないが、だんだん離れてゆく。この原因はやはり講義の質にあるようだ。

そういうわけで、数年前までの私は放送大学にかじりついていた。盗聴生としてである。

雑学屋とはいいながら、私の雑学には穴があいている。それは哲学だ。私は学校で哲学の講義を聴いたことがない。放送大学で一番ありがたいと思ったのが哲学だということの理由は、この辺にあったのだろう。

じつは私の哲学上の知識の大部分は、放送大学の講義からきている。私が最も好んだのは中埜《なかの》肇《はじむ》先生のものだった。

カントもウィトゲンシュタインもデカルトも、放送で聴く以前は私の世界にいない人たちだった。参考になる講義は、すべてテープにとってある。放送大学でもテープがあるとみえ、同じ講義を三度も聴いたことがある。しかしそれを新鮮な気持ちで聴くことができる。

放送大学では思わぬ拾いものをすることがある。トウモロコシの話、砂漠の食生活の話など珠玉の講義もある。それは特別講義だが。

ホットメディア、クールメディアの考え方を教わったのも、ラジオの放送大学だ。ラジオはホットメディアであり、テレビはクールメディアであるとしたのが、マクルーハンだったかマルリーゼだったかそれは忘れた。とにかく、頭を使わせられるメディアをホットとし、頭を怠けさせるメディアをクールとしたのは誠におもしろい。

放送大学のようにホットな内容がラジオで放送されることは、歴史参加としての意味があることになる。

❖老後にテレビは不要

もし私の現在を老後というのであれば、私にとってテレビは不要といっていい。先にも書いたように、いま私はこの本の原稿を書くために、北海道洞爺湖にのぞむ洞爺パークホテル・サンパレスに泊まっている（当時）。そこで私は一度もテレビに触れたことがない。はっきり言って、テレビに用はないのだ。

私はホテルにいて、テレビを見ることがほとんどない。知りたいことは全部新聞に出ていると思っているからだ。しかし、このホテルでは新聞も見ない。大事な記事があったら教えてくれと同行の友人に頼んであるからだ。

友人に聞いたところによれば、目玉の記事はアトランタのオリンピックだという。

それはよかった、と私は言った。オリンピックのニュースはたくさんなんだ。

私の家では台所にしかテレビがない。したがって私は、台所にいるときだけしかテレビを見ないことになる。

台所に入る男は殊勝だと言われたそうだ。だがそれは困る。私は一人暮らしのじじいだ。台所にいたって絵にならないではないか。

日曜の昼どきのテレビでは、よくNHKののど自慢のようなものにぶつかる。そこで感心することは、人間という存在がどうしてこんなに対他的になりたがるか、ということである。そこで歌い手は、自分の存在を他人に確かめてもらおうとしている。これが対他存在であって、サルトルによれば灰皿である。もっと品をよくいえば不条理な存在ということになる。

テレビというのは他人に見てもらうものなのだから、対他存在のためにあるといっていいのかもしれぬ。対他存在は人間の存在様式ではなかったのではなかったのか。

こう考えると、テレビは非人間をつくるシステムということになる。TBSテレビはオウム関係の報道で見苦しいことをやらかしたが、テレビを非人間製造システムと考えれば、これは起こるべくして起こったもの、ということになるだろう。

私が非人間にこだわるのは、フランスのバカロレアの問題として、「人間はなぜ非人間になれるか」というのがあったことを想い起こす癖《くせ》があるからである。

バカロレアは大学入学資格試験であって、受験者の数は毎年約三六万である（当時）。第一日は哲学の試験であって、文系理系ともこれにパスしなければならない。

「人間はなぜ非人間になれるか」以外の問題を挙げてみると、「正しい先入観はあるか」「哲学は何の役に立つか」などで、安直なものは一つもない。

ここで非人間といっている問題は、現在のフランス文化からすれば、実存哲学を頭において論じなければ合格はできない性質のものだ。

フランスへ行ったとき、一度だけテレビを見たことがある。それは国会中継で、アナウンサーも解説者も出てこない。えんえんと議会風景を放映するだけであった。

朝のＮＨＫテレビには、健康教室とかいう番組がある。これのお粗末さが目に余ることがある。どんな怪しい話があっても、プロデューサーにこれをチェックする能力がないのだ。

ＮＨＫには優秀な解説者がいるのだから、少なくとも科学的な番組の場合、内容の綿密なチェックを行なったらどうだろう。非人間の発掘や育成だけが能でもあるまい。

私がテレビについて一言するときには、いつもそれを時間ドロボーだと言っている。テレビの機能が非人間の育成であって、歴史参加の契機をつくる可能性の低いことを考えると、テレビの時間ドロボー性は確固としている。私のような老人になると、持ち時間は少ない。その貴重な時を時間ドロボーにゆだねるのは不愉快だ。

テレビを見るのを時間つぶしだという人がいる。「タイム イズ ライフ」とすれば、時間つぶしは生命つぶし、生活つぶし、一生つぶしではないのか。

テレビにまったく取柄がないとはいえないようだ。それならそれで、取柄のある番組にもっと力を入れたらどうだ。

二十一世紀を人類滅亡の世紀とみる学者は少なくない。こんなテーマはどんな形で扱っても、視聴率が低いと決まっているかもしれぬ。だが、視聴率という名の数字は人気の数字である。人気とは対他的なもの、不条理なものだ。だから視聴率を上げることは、非人間性を高めることになる。この悲劇はテレビの宿命だろう。テレビをつくる人も見る人も、こんなことをたまには思ってみたらどうか。

瑣末《さまつ》なことにこだわらない

そんなちっぽけなこと気にするな。そう思ったり、言われたりすることは誰にだってあるだろう。だが、そういわれてこだわりが解ける場合は、あまりないのではあるまいか。当たり前のことを言われても、その線に乗ることは心理的にたやすくないのだ。

そこで、私は今回（当時）サンパレスに同行している二人の友人をこのテーマに引きずりこんだ。その結論として、笑いをさそってみたらどうか、という名案が出てきたのである。くさくさしている人間を瑣末《さまつ》なことから救い出すのには、ご主人に笑いの種をつくり出してもらうのが一番だろうということになった。

こだわりというものは、大きくても小さくても精神衛生上よくはない。この心理状態はストレッサーになるからだ。

ストレッサーが加わってストレスが生じると、例の抗ストレスホルモンの出番となる。それはコルチゾン、コルチゾール、ヒドロキシコルチゾールの面々だ。

生体の合目的性からすると理解しにくい現象だが、この抗ストレスホルモンにはＮＫ細胞を殺す性質がある。それもパラドックス、あるいは逆説の一つだ。

ＮＫ細胞を持ち出しても、何のことか覚えていない人たちのためにここで復習をすると、これはナチュラルキラー細胞の略称だ。天然の殺し屋の対象になるのは、ガン細胞とウイルス感染細胞との二つである。殺しの手口についてはくわしい説明が前にあるので、それは省略する（二一七ページ参照）。

これも妙な話だが、ＮＫ細胞には抗ストレスホルモンのレセプターがあるといわれる。レセプターとは受容体のことで、そのレセプターに抗ストレスホルモンがはまりこむと、この天然の殺し屋は死んでしまう、というわけだ。これはつまり、ストレスは殺し屋の敵ということになる。

つまらないことにこだわってくよくよしていると、殺し屋の死というつまらないことが起きる。こんなつまらないことには、つかまらないに限る。

笑いはこれの逆だ。笑う門には福来《きた》るとはうまいことをいったものだ。この福はじつは殺し屋を指している。笑う門には殺し屋がくるのだ。だから、笑う門にはガン細胞もウイルス感染細胞も寄りつきにくいということになる。

そこで、何も種もないところに笑いをつくり出すのにはどうするか、という問題がここに起きた。気分転換がとにかく必要だ。ノーマン＝カズンズに倣《なら》って、滑稽もののビデオを見るのもいいだろう。落語のテープをかけるのもいいだろう。だが、そんな道具を使わずに何もなしが手っ取り早い。無手勝流があればそれにまさるものはない。

われわれは三つの頭をよせ合って知恵をしぼった。気分転換のコツは、何といっても頭脳労働だ。そうかといって、数学の計算をやるのもバカバカしい。第一、紙や鉛筆がいる。これでは無手勝流にはならないではないか。

結局、落ち着いたのは俳句のようなものだった。これは俳句のようなものであって俳句ではない。川柳でもない。冗句はどうかということになった。

俳句となると品が問われそうだ。気取りもありそうだ。川柳となると洒脱《しゃだつ》を狙いたくなるのではないか。そこで、俳句でも川柳でもないものにたどりついたわけだ。

冗句の条件は何か。それは五七五調の音の配列であればいい。品も季語も洒脱もいらない。

三人の話がまとまるまでの途中に、いくつかの冗句が飛び出してきた。五七五の音列をひねり出すだけなら、大した苦労はいらない。だが、いくらかは頭を使う。それをやっているうちに瑣末なこだわりがどこかへいってしまうだろう、というのが友人連中の結論だった。

冗句の例をここに並べておく。予備知識として、この洞爺湖のホテルには男女別の露天風呂がある。断っておくが、私はそこへ行ってはいない。

こんなとき　雷さんよ　だまってろ
露天風呂　星をさかなに　酒をくむ
星空を　闇に追いやる　花火かな
昨晩の　いびき聞いたか　若井さん
トイレでの　アイソメトリックス　忘れたか
宿六の　ひがみを何の　佐々木さん
おいでよと　さそっておいて　すっぽかす
恥かいて　頭をかいて　せきばらい
おならして　平気で歩く　お父さん
水道の　水をくれんか　てんとさん
露天風呂　つるりすべって　お湯のなか

調子が出てくると、こんなものは次から次と出てくる。おもしろくなって、ちっぽけなことはどこかへ消し飛ぶ。そして笑いが渦をまく。めでたしめでたしと行くではないか。

苦虫をかみつぶすのはガン細胞とウイルス感染細胞と、嫌なやつばかりだ。

冗句なんてバカバカしいという人もあるだろう。そういう人にはもっと高尚な別な手がある。冗句は仲間があった方がいいのだが、それは仲間がいらず、自分一人でできる方法だから、そこにも長所があるとしてよかろう。

その高尚な別な手というのは、他でもない読書だ。その対象となる本は知的緊張感を呼び起こすものがいい。瑣末なことは知的緊張感が抹殺してくれるだろうからである。

❖オルガンを弾くのはボケ予防のためではない

私の家にはパイプオルガンがある。こう言われると、大聖堂に柱の林立するパイプオルガンを頭に描く人がいるだろう。だが、私としては困る。それは話が違う。イメージチェンジの必要がある。

吉野博文という伊藤博文《いとうひろぶみ》を二回りほど小さくした音楽家がいる。これはヤマハエレクトーン教室を始めた人だ。

私のパイプオルガンは彼の特許によるものであって、エレクトーンにパイプがついている。それだけだといってしまえばそうなのだが、これはけっして安っぽいものではない。設計も製作も設置も、なかなか手がこんでいる。

パイプの数は七五本だが、それにはスピーカーをつけたものと、つけないものとがある。スピーカーのつかないものは、束になって大きな箱の上に立っている。その箱の中にスピーカーがあって、長短のパイプが共鳴によって、それぞれが異なる周波数の音をピックアップする。

スピーカーのついたパイプも結局は同じことで、その中の空気が共鳴によってスピーカーの音をピックアップする。

空気柱の振動を自力でつくるのが本物のパイプなのだが、吉野式パイプオルガンではスピーカーによって音をつくっている。

こんなことは、いくら外から眺めても分からない。これがわが家のパイプオルガンのミソというものだろう。このパイプオルガンには、ステンドグラスがついている。それを見ると何となく聖堂の感じがする。これも手前ミソの一つといってよさそうだ。

この説明でお分かりのとおり、わが家のパイプオルガンは大げさだ。この大げさには役割がある。それは私を引きつける力になっている。一台のエレクトーンがチョコンと部屋のすみに置いてあるだけだったら、私がその椅子に腰を下ろす頻度は、今より小さいことだろう。

これの設置は十五年ほど前（当時）だった。そのとき私はエレクトーンと初めて出会ったことになる。

エレクトーンの手ほどきは吉野先生による。だが、教わったのはペダルの操作だけだ。戦前に習ったピアノの要領でキーボードに向かって、まったくの自己流で、オルガンのような弾き方をしてみた。ということは、エレクトーンのような弾き方をしなかったということだ。あの安っぽいエレクトーン音楽を否定したということになる。

私の選ぶ曲名はほとんどすべてがポピュラーだ。ポップスというやつだ。それにしても私のレパートリーは貧弱である。吉野先生に頼んで楽譜のコピーを手に入れての練習だ。練習といったって、こっちはプロではない。気が向けば弾くが、何日もこれに見向きもしないことがある。要するに、これは気まぐれの相手にすぎない。それは退屈の相手でもある。

パイプオルガンを始めて、知ったことがある。楽譜を覚えることができるという事実だ。譜面の記憶ができるということである。おかげで若い頃には知らなかった曲をレパートリーに加えることができた。

私はどんな曲も暗譜だ。コードは譜面通りのものもあるが、自己流につけることもある。

現在、私のオルガンは、私の思い通りに音を出して私をなぐさめてくれている。なぐさめを必要とする心境ではないが。

私のオルガンは、酒飲みの酒、タバコ吸いのタバコに相当する。だが、酒やタバコと違って、出かけて金を払って買ってこなくてすむところが、オルガンのいいところだ。

年をとったらクルミをころがして指を使うと、ボケずにすむというような話が昔からある。そういった考えの持ち主が私に向かって、オルガンを弾くのは指を動かしてボケを防ぐためか、といった質問をすることがある。私はそれを即座に打ち消す。そんなことを考えた経験がないからである。

私はパイプオルガンを見せびらかすつもりはない。それが弾けることを見せびらかすつもりもない。

私は正真正銘の人間でありたいのだ。実存でありたいのだ。

スキーは体力テストのようなもの

高い山に住んでいたら、雪の中を出歩く必要のあることは確かだ。だが、われわれのように東京に住んでいる人間にとっては、スキーの効用を認めることは至難の業だ。あけすけにいえば、スキーの効用を知る人間は、スキー用具の製造販売者ぐらいのものだろう。スキー場の経営者や教師などにとってのスキーの効用が果たしてどうかは、疑問といわざるをえない。

では私の場合、スキーの効用はどうなのだろうか。一言でいえば、どっちにしても大したものではない。来シーズンもできるかどうかが分からない。滑ってみるまでは、分かりっこない。結局、私の場合は体力テストがスキーの効用のようなことになる。だがしかし、体力テストの方法は他にもあるのだから、スキーに頼るのはやめたらどうかと言われても、私はそれに従わないだろう。とすれば私にとってのスキーは、体力テスト以上の意味を持つ。

そこで私は、やっぱりスキーが好きといわざるをえなくなる。スキーが好きならやったらいいと言えば筋が通る。私はスキーが好きだからスキーをやる。できなくなれば、それをやめる。好きでも滑れなければスキーはやれないのだ。そうなったらやめればいい。

私のスキーのやり方は前に書いたからここでは触れないが、シーズンごとに三回というペースは当分守るつもりである。一シーズンをかけて、スキーヤーとしての体力判定を行なう形をとっている。だが、これが楽しく満足して生きる形の一要素でないとはいえない。そこで、スキーは私の趣味として位置づけられることとなる。

この趣味は私の倫理学からすれば取るに足りない。なぜならば、それは歴史参加と何の関係もつけられないからである。結局、私のスキーは体力検定としては効用を認められるけれど、特に意味を持たせられるほどのものではないことになる。

私の趣味は何かと言われれば、音楽、読書、カメラ、旅行などを挙げることができるけれど、音楽、読書以外のものはなくて結構というほどのものだ。スキーもその仲間だ。スキーがなくなっても、私の歴史参加上の活動、すなわち執筆や講演にはいささかの影響もないはずである。

❖読書会がもたらす効果とは

私はよく根っからの教育者だと言われるが、そう思ってはいない。ただ、教育者の傾向はありそうだ。

私が小学生の頃、父は毎日曜日に中学生を集めて四書の講釈をしていた。四書とは『論語』『孟子』『大学』『中庸』の中国の古典を指す。私はその席につらなって講釈を聴いたわけだが、私が幼稚のせいか父の話が下手だったのか、その内容も精神もさっぱり分からなかった。ただ、今になってみると、父は後進の教育に熱心だったと思う。他人の注文でそんなことをやる筋合いはなかったはずなのだ。

教育という言葉は英語ではエデュケーション、フランス語ではエデュカシオン、ドイツ語ではエルツィーウンクであって、語源的にはどれも「引き出す」の意である。西欧的には、教育は知能や才能を引き出す作業なのである。つまり、教育者とは引き出し屋ということになる。そこで、私は教育者といえるかどうかに疑いを持たざるをえない。

私はこれまでにいくつもの読書会をつくった。戦後まもなく津田塾、自由学園、日大の卒業生を集めてつくった勉強会は読書会になり、また勉強会になって、五十年も続いた。メンバーも初期の頃は大幅に交代したが、中途から安定して今日に至った。会場は本郷の学士会館だ。

第二の読書会は、一九六二年に清泉女子大の実存哲学を勉強したいという学生たちを中心とするもので、私の家の応接間で出発した。この読書会は大幅なメンバー交替をくり返して今日に続いている。そして十年ほど前から『偶然と必然』をテキストとする、講義の会に変わった。会場は応接間から私の家の食堂に移った。

第三の勉強会は、読書会の形式をとったことがない。主宰者は進藤俊雄という高校の校長であった。発足は新宿にある、その工業高校の校長室で、メンバーは主として進藤さんの教え子であった。発足は一九六五年で、一九八九年にこの人の死によって終止符を打たれた。

これを見てお分かりのとおり、私が三つの勉強会をかけもちした時期はかなり長いのだ。私が市民の勉強会に熱心なのは、後進への期待に根ざすものであって、父の遺志の継承と感じることがしばしばである。

そこでいよいよ私の読書会、いや勉強会の効用について検討する段取りになるのだが、よくよく考えてみると、発明家としての第二期の活動に重要な役割を担ったものと評価される。つまり抽象の世界の発明に必要な雑学を学ぶ機会が、この勉強会で得られたのである。ただし、それは第二、第三の勉強会とはまったく無関係といっていい。

第一の勉強会は津田塾の大益順子さんがその発想を持ってきて私を動かし、私が自由学園の矢野直君や日大の扇谷英一君を動かして形成されたものである。矢野君は気象研究所の技官、扇谷君は横浜日赤病院の眼科医であった。矢野君は多くの友人を集めてきた。

この会は初期には方向を模索した。例えば、私がコンタクトレンズの構想を発表したとき、扇谷君は眼球への栄養の阻害があるから目に悪いという意見を述べた。むろんコンタクトレンズが知られる以前の話である。

この会の方向は教育研究を志すことに決まり、それには脳が問題だということで、サイバネティックスの本を読むことになった。『脳と栄養を考える』(『三石巌全業績』、現代書林)や『脳細胞は甦る』(祥伝社黄金文庫)などに見られるDNA記憶説は、ここの読書会の研究にまでさかのぼる。

そのこともあって、今年（一九九六年当時）、矢野君の提唱によって脳の研究会が組織された。東大教授伊藤正男《いとうまさお》氏を中心とする脳の研究に、一五〇〇億円の国費が投じられるというのに対し、こっちは研究機器のかわりに頭脳を使う手弁当の勉強会だ。何も向こうを張るなどという大それた魂胆はない。第四の勉強会が、かくして誕生した。

分子栄養学が第一の勉強会の成果であることは断言できる。それは私の頭の中で組み立てられたものとはいえ、その土台となる素材の源泉はここにあった。私が初めて分子生物学に出会ったのは、この会で読んだ本『ガンと細胞』による。この会の一員が、われわれは先生の踏み台になったと言っているけれど、現象としてその認識は正しい。このことをもって、読書会の効用とすることができるだろう。

第一の読書会のメンバーは、最後には六名。一人を除けば全員、津田塾物理化学科の出身といっていい。図書館協会という組織があって、そこに図書選定委員がおかれている。その理科系の部門をこの勉強会のメンバーが独占した時期がある。われわれはめぼしい新刊書に目こぼしなく接することができた。そして、この勉強会は私の九十五歳の誕生日を記念して、解散した。

わが国で読書会に取り上げられるテキストの筆頭は『源氏物語』に間違いあるまい。読書会がなかったら読めない本ということもあるだろう。本は一冊でも多く読むものだ。

その意味ではどんな本にもチャンスはあるが、いまの私に言わせれば、それが歴史参加につながる本であってほしい。その点で十年一日、いや百年一日のごとき『源氏物語』の選択には疑問が残る。

サルトルは、文学はますます無害なものになりつつあるといって、アンガージュマンの文学を提唱した。私も右にならえである。

終章　人間に寿命はないか

❖生命は自然の法則に従っている

交通事故で死んだ人がいると、これも寿命だと言って、寿命を決める存在がどこかにいるかのような発言をする人がいる。よその国のことは知らないが、仏教国の人にありがちな発想ではないだろうか。仏教について私は知らないが、そこでは諦めが説かれているのではないだろうか。寿命だと言ってしまえば、誰がいつ死のうとも諦めがつく。そうしておけば、ストレスが最小限におさえられる。

武士の切腹だってそうだ。いざ切腹となった時点で、いまここで死ぬのは寿命だから何もおたおたすることはないと思い、従容《しょうよう》として死についたのではないか。

芝居には筋書というものがあって、人物の動きは筋書に従う。人間のひとりひとりにも筋書があって、人生の歩みがそれぞれ決まるというような思想は宗教のものだろう。これが本当だとすれば、筋書を書く何者かは、五〇億の筋書を用意していることになる。そんなすごいことができるのは神しかない、と考える人がいたら、その人の頭はどうかしている、と別の誰かに言われるだろう。

いや、筋書を書くのは信仰者だけだから、さほど大した手間はかからないと言う人がいたら、これも筋の通らない話だ。その人の頭もどうかしている。

前世紀の終わり、つまり百年前、哲学者ニーチェは「神は死んだ」と喝破《かっぱ》した。これは彼が神を殺したという告白ではない。神はもともといなかったという意味の言葉だ。

実をいうと、私は神や仏について何も知ってはいない。それは仏典や聖書をまじめに読んだことはないという意味になる。

人間が、いや万象が他者の意志なり、計画なりによって動くというキリスト教の教義を見捨てろ、とニーチェは言ったのだ。人間の主体性の宣言だ。そして、復権の宣言だ。

私はラジオの放送大学で仏教の話をいく度か聴いた。そこで呆れ返ったことがある。それは、鎌倉《かまくら》仏教によって女人成仏が可能になった。女人が男になって成仏するという思想が道元《どうげん》か誰かによって創出されたというのだ。ここには自由自在があり、デタラメがある。これが大学の講義なのだ。この話によって、私の頭の中の仏教は完全に死んだ。

寿命を決める主体は何だという設問があったら、それは自然の自己運動だと私は言いたい。私は自然の自己運動に主宰者がいるとしたら、それが神だ、とあるキリスト信者に言ったことがある。そのとき私は、ただし自分は主宰者を必要としないと念をおすことを忘れなかった。神仏は私には用がない。

寿命が自然の自己運動によって決まるということの意味は、生命が自然科学の法則によって運営されているということを指している。成長も成人も病気も死も、自然の自己運動でないものはない。そして、自然の自己運動で自然の法則に従わないものはない。その意味で、死もまた自然の自己運動が握っている。寿命も、である。ということは、寿命が不明の他者によってあらかじめ決められたものではなく、当人の体がおかれた自然の条件によって決まる、ということだ。

科学を知る者なら、これに反論する勇気はないだろう。

早死にとは何だ。それは生命の挫折《ざせつ》といっていい。人の寿命は自然の法則によって決められているが、統計的には男が七十七歳前後、女が八十五歳前後というところである（当時）。そして、それが途中で打ち切られたのが早死にというものだ。

生命を途中で打ち切るものは、病気でなければ事故である。私のいう医学の近代化が成功すれば、早死にのケースは減るはずだ。だが、交通事故などの事故による死を減らすことはむずかしい。

私のように長生きをすれば、いまこの時点で車にひかれて死んでも早死にとは言われない。私はもう早死にすることがないことになる。こういうことを「めでたい」というのだろう。

❖合理的につき合えば、からだは百歳まで元気

この調子だと、私は百歳までいくことだろう。いま私は大きな顔をしているが、百歳になったらもっと大きな顔をするだろうと思って生き続けている。

合理的に自分の体とつき合うことを健康自主管理という。クロレラがいいと言われればクロレラにとびつき、キチンキトサンがいいと言われればキチンキトサンにとびつき、アロエがいいプロポリスがいいベータカロチンがいいと言われれば、時を移さずそれにとびつく。これが人情だといえばそれまでだが、こういうのを合理的だという人はいないはずである。なぜならば、そこに理論的根拠がないからである。科学がないからである。真理を愛するのが科学だということは前にも書いた。逆にいえば、科学を知らなければ真理を愛することはできないのである。

前に医学の近代化を説いた。言葉を替えれば、これは医学の科学化であり、医学の合理化である。私から見て、医学はまだ科学になっていないのだ。そのことは福岡大学医学部の木本英治《きもとえいじ》先生の口からじかに聞いている。また大科学者ライナス＝ポーリングはその研究所の看板に「ライナス＝ポーリング科学医学研究所」と書いている。むろん英語だから、これはサイエンス・アンド・メディシンだ。サイエンスとメディシンとが並べて書いてある。これは医学を科学と別のものとする態度の表現だと見られるべきだ。

医学の近代化というものの中身については前に書いたが、その一つとして分子生物学に立脚しなければならないことを述べた。それについて突っこんだ私見を述べてみたい。

ゲノム計画というものが、わが国でも国費を投じて進行していることは、マスコミの報道で周知されているはずだ。ゲノムとはある生物の持つ遺伝子のセットをいう。ヒトゲノムの解析を先進各国が協力してやっているのだが、これはヒトの持つ一〇万（現在では二万二〇〇〇とされている）の遺伝子の特性を残らず調べあげようというものである。この解析の過程で分かったことの一つとして、すべての病気に遺伝子が関わっているという事実があった。これはすでに紹介ずみのことである。

ある病気の原因遺伝子が、何番目の染色体のどこにあるかが分かったところで、その病気の治療法や予防法が分かるわけではない。とするならば、このような関連の研究は一般市民とは無関係といわざるをえまい。

分子生物学の教えるところによれば、例えば前に紹介したように、活性酸素が出現すればその細胞のグルタチオン遺伝子がこれに呼応して働き出し、グルタチオンを合成する。ということは、活性酸素が現われる時点まで、その遺伝子は沈黙していたわけだ。このフィードバック過程に注目する必要がある。ここには、グルタチオンの合成が、開始したり終止したりする過程がある。

病気についても同様である。すべてのDNAにXという病気の原因遺伝子があったとしよう。この病因遺伝子には抑制遺伝子というものがくっついている。抑制遺伝子は、抑制タンパクの設計図である。そして、抑制遺伝子が働き出せば抑制タンパクがつくられるのである。この抑制タンパクがXという病気の遺伝子の調節部位にぴったりくっつけば、X遺伝子は抑制されて働かなくなる。ということは、それによってXの発症が不可能になることにほかならない。エイズも原理的に例外ではないはずだ。

二カ月ほど前に、ガン抑制タンパクが発見されたと新聞が書きたてた。あるに決まったものが発見されて騒ぐとはどうしたことか。ガン遺伝子があればガン抑制遺伝子がある。

これはすべての病気について例外なしにいえることである。なお、抑制タンパクと調節タンパクとは同じものの別名である。

調節タンパクと調節部位との関係は、電気のスイッチの機能で説明できる。調節タンパクが調節部位にぴったりくっつけばオフになり、少しでも離れればオンになる。だから、抑制は平面にすぎない。そこで、抑制タンパクというより調節タンパクという方が、その作用の表現にふさわしいことになる。

病因遺伝子がその調節部位を調節タンパクで抑えられているかぎり、その病気が起ることはない。これは健康管理上おろそかにすることのできない大原則である。だが、この点を理解していない医師はおそらく大多数を占めるだろう。

この調節タンパクについては、少なくとも三つの難関がある。それをクリアしなければ、病因遺伝子の発現を抑制することができないのだ。

第一はアミノ酸の補給についてである。すべてのタンパク質分子は代謝回転をしている。それは、壊れてまたつくり直すという過程が常に存在するということだ。これはタンパク質が生きている証拠なのだから、覚悟せざるをえない事実である。

病因遺伝子を調節部位においてカバーする調節タンパクは代謝回転をする。ということは、それがまず壊れるということだ。そのとき調節部位のカバーがはずれる。これを直ちに再生させなければ、病因遺伝子は解放されて本来の活動を始めるに決まっている。だからタンパク質の十分な補給が先決問題となるのである。これが第一の関門だ。

第二の関門は良質でないタンパク質の補給はよろしくない、という点だ。良質でないタンパク質とは、要求されるアミノ酸に過不足のあるタンパク質のことだ。いつもいうように、遺伝子が例えばリジンを呼びだしたとき、リジンがすぐそこになければタンパク質合成は失敗する。つまり、調節タンパクの合成ができないということだ。病因遺伝子の調節部位から調節タンパクがはずれたままになっては、病因遺伝子はオンになり、その病気が起きるのを抑えることができなくなるではないか。

第三は修飾アミノ酸の問題である。もしもアミノ酸プールに修飾アミノ酸分子がうようよしていれば、タンパク質合成の段階で、そこに修飾アミノ酸が使われる確率が高い。修飾アミノ酸を構成成分の中にいくつか持っているタンパク質分子は立体形のうえで、修飾アミノ酸を持たないタンパク質分子と大なり小なり違ってくる。そこで、修飾アミノ酸の入った調節タンパクが、調節部位の立体形と形が合わないケースが出てくる可能性がある。例えば、小石のついた絆創膏《ばんそうこう》が傷口にぴったりしないようなものだ。

このように考えると、病因遺伝子を抑えこめばいいといっても、それがなかなかむずかしい注文だということが分かる。だからこそ、いろいろな病気が大手を振って暴れまわる。これが今日の世界の実情なのではないか。

先に、ここに記したことを近代化の第二のステップとして述べた。医学の近代化が成功すれば、おそらく狂牛病もエイズもガンも鳴りをひそめることだろう。

ここまで書いたところで分かるとおり、寿命を延ばす最大の方法は医学の近代化である。それが実現するまでは、各自が生体の原理を知って健康自主管理を実践することである。それをするかしないかで、寿命は延びもするし縮みもする。そこで、寿命は自分で延ばすもの、というテーゼの確立を見ることができるのだ。

寿命を延ばすことにどんな意味があるかと問われれば、私は自分の世界を拡げることができるからだ、と即座に答える。広い世界を持たなければ、歴史参加は言葉だけで終わってしまうだろう。

まあとにかく、医学が近代化された暁には百歳老人の元気なのがどこにもいて、それが話題になることもなくなることだろう。それが人類本来の姿であることを万人が知ることになるだろう。

からだの中から健康になる長寿の秘密

一〇〇字書評

切り取り線

購買動機（新聞、雑誌名を記入するか、あるいは○をつけてください）	
□（　　　　　　　）の広告を見て	
□（　　　　　　　）の書評を見て	
□ 知人のすすめで	□ タイトルに惹かれて
□ カバーがよかったから	□ 内容が面白そうだから
□ 好きな作家だから	□ 好きな分野の本だから

●最近、最も感銘を受けた作品名をお書きください

●あなたのお好きな作家名をお書きください

●その他、ご要望がありましたらお書きください

住所	〒				
氏名		職業		年齢	
新刊情報等のパソコンメール配信を 希望する・しない	Eメール	※携帯には配信できません			

あなたにお願い

この本の感想を、編集部までお寄せいただけたらありがたく存じます。今後の企画の参考にさせていただきます。Eメールでも結構です。

いただいた「一〇〇字書評」は、新聞・雑誌等に紹介させていただくことがあります。その場合はお礼として特製図書カードを差し上げます。

前ページの原稿用紙に書評をお書きの上、切り取り、左記までお送り下さい。宛先の住所は不要です。

なお、ご記入いただいたお名前、ご住所等は、書評紹介の事前了解、謝礼のお届けのためだけに利用し、そのほかの目的のために利用することはありません。

〒一〇一-八七〇一
祥伝社黄金文庫編集長　栗原和子
☎〇三（三二六五）二〇八四
ohgon@shodensha.co.jp

祥伝社ホームページの「ブックレビュー」からも、書けるようになりました。
www.shodensha.co.jp/bookreview

祥伝社黄金文庫

からだの中《なか》から健康《けんこう》になる長寿《ちようじゆ》の秘密《ひみつ》
95歳《さい》が実践《じつせん》した脳《のう》、筋肉《きんにく》、骨《ほね》が甦《よみがえ》る「分子栄養学《ぶんしえいようがく》」健康法《けんこうほう》

平成28年 2 月20日　初版第1刷発行
令和 5 年 6 月15日　第8刷発行

著　者　三石《みついし》　巌《いわお》

発行者　辻 浩明

発行所　祥伝社《しようでんしや》
〒101－8701
東京都千代田区神田神保町 3－3
電話　03（3265）2084（編集部）
電話　03（3265）2081（販売部）
電話　03（3265）3622（業務部）
www.shodensha.co.jp

印刷所　萩原印刷

製本所　ナショナル製本

Printed in Japan　© 2016, Iwao Mitsuishi　ISBN978-4-396-31685-3 C0147

祥伝社黄金文庫

三石　巌
医学常識はウソだらけ
コレステロールは〝健康の味方〟？
貧血には鉄分ではなく、タンパク質!?
医学の常識はまちがっている？

三石　巌
脳細胞は甦《よみがえ》る
アインシュタインの脳に多く存在した物質、大豆や卵がボケを防ぐ……
分子栄養学が明かす活性化の原理。

池谷敏郎
ここ10年で、これだけ変わった！
最新医学常識99
ジェネリック医薬品は同じ効きめ？
睡眠薬や安定剤はクセになるので、やめる？　その「常識」、危険です！

池谷敏郎
知らずに飲んでる
最新「薬」常識88
薬は、お茶で飲んではいけない？
市販薬の副作用死が毎年報告されている？　その「常識」、確認して下さい。

石原新菜
これだけは知っておきたい
最新　女性の医学常識78
×熱が出たら体を温める
×1日3食きちんと食べる……
その「常識」、危険です！
etc.

山中克郎
症状から80％の病気はわかる
逆引き　みんなの医学書
頭が痛い、咳が出るなど、よくある症状が、怖い病気のサインかも!?
病院に行く前に読むだけでひと安心。